图解对症刮痧拔罐百病消

柴铁劬　张玉霞　主编

中国纺织出版社有限公司

图书在版编目（CIP）数据

图解对症刮痧拔罐百病消 / 柴铁劬，张玉霞主编 .
北京：中国纺织出版社有限公司，2024. 11. -- ISBN
978-7-5180-1036-3

Ⅰ . R244-64

中国国家版本馆 CIP 数据核字第 20249W0K21 号

责任编辑：舒文慧　　　　特约编辑：张小敏

责任校对：王蕙莹　　　　责任印制：王艳丽

中国纺织出版社有限公司出版发行

地址：北京市朝阳区百子湾东里 A407 号楼　邮政编码：100124

销售电话：010—67004422　传真：010—87155801

http://www.c-textilep.com

中国纺织出版社天猫旗舰店

官方微博 http://weibo.com/2119887771

天津千鹤文化传播有限公司印刷　各地新华书店经销

2024 年 11 月第 1 版第 1 次印刷

开本：710×1000　1/16　印张：14

字数：180 千字　定价：68.00 元

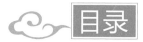
上 篇 对症刮痧疗法

下　篇　对症拔罐疗法

上 篇

对症刮痧疗法

第一章

刮痧疗法
基本知识

什么是刮痧疗法

刮痧是以中医皮部理论为基础，用器具（牛角、玉石）等在皮肤相关部位刮拭，以达到疏通经络、活血化瘀的目的，是一种重要的自然疗法。

"刮痧"这个"痧"字就是"痧证"的意思。这种疗法起源于旧石器时代，当时人们患病时，出于本能地用手或者石片抚摩、捶击身体表面的某一部位，有时竟然能使疾病得到缓解。通过长期的实践与积累，逐步形成了砭石治病的方法，这就是刮痧疗法的雏形。明代医家张凤逵的《伤暑全书》中，对于痧症的病因、病机、症状都有具体的描述。他认为，毒邪由皮毛而入，可以阻塞人体的脉络，使气血流通不畅；毒邪由口鼻而入，也阻塞脉络，使脉络的气血不通。这些毒邪侵入越深，郁积得越厉害，病势就越剧烈，如燎原之势，对于这种情况，必须采取急救的措施，也就是必须用刮痧放血的办法来治疗。清代医家郭志邃著有《痧胀玉衡》一书，完整地记录了各类痧证百余种。清代著名中医外治学家吴尚先对刮痧给予了充分肯定，他说"阳痧腹痛，莫妙以瓷调羹蘸香油刮背，盖五脏之系，咸在于背，刮之则邪气随降，病自松解"。

刮痧疗法的作用机制

刮痧疗法根据中医经络皮部理论，遵循"急则治其标"的原则，通过对经络的刺激，起到醒神救厥、解毒祛邪、清热解表、行气止痛、健脾和胃的作用。

刮痧疗法的功能

刮痧对机体的作用可分为两大类，一是预防保健作用，二是治疗作用。

1. 预防保健作用

包括健康保健与疾病防变两类。

刮痧疗法作用的部位是体表皮肤，皮肤是机体暴露于外的最表浅部分，直接接触外界，对外界气候、环境等的变化起适应与防卫作用。皮肤所以具有这些功能，主要依靠体内卫气的作用。卫气出于上焦，由肺气推送，先循行于皮肤之中，卫气调和，则"皮肤调柔，腠理致密"（《灵枢·本藏》）。健康人常刮痧（如取背俞穴、足三里等）可增强卫气，卫气强则护表能力强，外邪不易侵表，机体自可安康。若外邪侵表，出现恶寒、发热、鼻塞、流涕等症，及时刮痧（如取肺俞、中府等）可将表邪及时祛除，以免表邪不祛，传变进入五脏六腑而生大病。

2. 治疗作用

（1）行气活血祛瘀：刮痧可调节肌肉的收缩和舒张，使组织间压力得到调节，以促进刮拭组织周围的血液循环，增加组织血流量，从而起到活血化瘀、祛瘀生新的作用。

气血（通过经络系统）的传输对人体起着濡养、温煦等作用。刮痧作用于肌表，使经络通畅，气血通达，则瘀血化散，凝滞固塞得以崩解消除，全身气血通达无碍，局部疼痛得以减轻或消失。

另外，刮痧可使局部皮肤充血，毛细血管扩张，血液循环加快；另外，刮痧可通过刺激神经—内分泌系统调节血管舒缩功能和血管壁的通透性，增强局部血液供应而改善全身血液循环。刮痧出痧的过程是一种血管扩张渐至毛细血管破裂，血流外溢，皮肤局部形成瘀血斑的现象，这些血凝块（出痧）不久即能消散，形成一种新的刺激素，能加强局部的新陈代谢。

（2）调整阴阳，舒筋通络：刮痧对内脏功能有明显的调整阴阳平衡的作用，如肠蠕动亢进者，在腹部和背部等处使用刮痧手法可使亢进者受到抑制而恢复正常。反之，肠蠕动功能减退者，则可促进其蠕动恢复正常。说明刮痧可以改善和调整脏腑功能，使脏腑阴阳得到平衡。

肌肉附着点和筋膜、韧带、关节囊等受损伤的软组织，可发出疼痛信号，通过神经的反射作用，使有关组织处于警觉状态。肌肉的收缩、紧张直到痉挛便是这一警觉状态的反映，是人体自然的保护反应，可达到减少肢体活动、减轻疼痛的作用。若不及时治疗，或是治疗不彻底，损伤组织可形成不同程度的粘连、纤维化或瘢痕化，以致不断地发出有害的冲动，加重疼痛、压痛和肌肉收缩紧张，继而又可在周围组织引起继发性疼痛病灶，形成新陈代谢障碍，进一步加重"不通则痛"的病理变化。

临床经验得知，凡有疼痛则肌肉

必紧张，凡有肌紧张又势必疼痛，二者常互为因果关系。从刮痧治疗中可以看到，消除了疼痛病灶，肌紧张也就消除；如果使紧张的肌肉得以松弛，则疼痛和压迫症状也可以明显减轻或消失，同时有利于病灶修复。刮痧疗法通过加强局部循环，使局部组织温度升高，提高了局部组织的痛阈；并配合多种手法作用于肌肉使其舒展，从而解除其紧张痉挛，消除疼痛。

（3）信息调整：人体的各个脏器都有其特定的生物信息（如各脏器的固有频率及生物电等），当脏器发生病变时有关的生物信息就会发生变化，而脏器生物信息的改变可影响整个系统乃至全身的机能平衡。

刮痧正是通过各种刺激形式作用于体表的特定部位，产生一定的生物信息，通过信息传递系统输入到有关脏器，对失常的生物信息加以调整，从而起到对病变脏器的调整作用，这是刮痧治病和保健的依据之一。如用刮法、点法、按法刺激内关穴，可调整冠状动脉血液循环，延长左心室射血时间，使心绞痛患者的心肌收缩力增强，心输出量增加；也可改善冠心病心电图异常的 ST 段和 T 波，增加冠状动脉流量和血氧供给等。如用刮法、点法、按法刺激足三里，可对垂体、肾上腺髓质功能有良性调节作用，提高免疫功能和调整肠运动等。

常用刮痧工具及其特点

刮痧工具包括刮痧板和润滑剂，工具的选择直接关系到刮痧治病保健的效果。

1. 刮痧板

目前各种形状的刮痧板、多功能刮痧梳，一般用水牛角或玉石材料制成。水牛角性味辛、咸、寒。辛可发散、行气、行血；咸能软坚润下；寒能清热解毒，因此水牛角具有发散行气、清热解毒、活血化瘀的作用，药性与犀牛角相似，常为犀牛角的代用品。玉，性味甘平，入肺经，润心肺，清肺热。《本草纲目》认为：玉具有清音哑、止烦渴、定虚喘、安神明、滋养五脏六腑的作用。古人常将玉质品佩戴在手腕、颈部及胸部。水牛角及玉质刮痧板均有助于行气活血、疏通经络。

水牛角和玉制品的刮痧板，刮拭完毕可用肥皂水洗净擦干或以75%乙醇擦拭消毒。为避免交叉感染，最好固定专人专板使用。水牛角刮板如长时间置于潮湿之地，或浸泡在水里，或长时间暴露在干燥的空气中，会发生裂纹，影响使用寿命。因此刮毕洗净后应立即擦干，最好放在塑料袋或皮套内保存。玉质板在保存时要避免磕碰。

刮痧板一般加工为长方形，边缘光滑，四角钝圆。刮板的两长边，一边稍厚，一边稍薄。薄面用于人体平坦部位的治疗刮痧，凹陷的厚面适合于按摩保健刮痧，刮板的角适合于人体凹陷部位刮拭。

2. 润滑剂

刮痧的润滑剂多用兼有药物治疗作用的润滑剂。润滑剂以有清热解毒、活血化瘀、消炎镇痛作用，同时又没有毒副作用的药物及渗透性强、润滑性好的植物油加工而成。刮痧时涂以润滑剂不但减轻疼痛，加速病邪外排，还可保护皮肤，预防感染，使刮痧安全有效。

常用刮痧方法及其特点

刮痧方法的分类：刮拭方法主要分为刮痧法、撮痧法、挑痧法。

1. 刮痧法

为最常用的一种方法。刮痧部位通常在背部或颈部两侧，根据病情需要，有时也可在颈前喉头两侧，胸部、脊柱两侧，臂弯两侧或膝弯内侧等处。也可按照病情需要，选择适合的部位。患者取舒适体位，充分暴露其被刮部位，并用温水洗净局部，通常采用光滑的硬币、铜勺柄、瓷碗、药匙、有机玻璃纽扣或特制的刮板，蘸取刮痧介质（如刮痧油、冷开水、香油或中药提取浓缩液等，既可减少刮痧时的阻力，又可避免皮肤擦伤并增强疗效），在体表特定部位反复刮动、摩擦。按手法又分为直接刮法和间接刮法。

（1）直接刮法：指用热毛巾擦洗被刮部位的皮肤，然后均匀涂上刮痧介质，用刮痧工具直接接触皮肤，在体表的特定部位反复进行刮拭，直到皮下出现痧痕为止。

（2）间接刮法：在刮拭部位上

放一层薄布类物品，然后用刮痧工具在布上间接刮拭。此法有保护皮肤的作用，主要用于儿童、高热、年老体弱和某些皮肤病患者。

2. 撮痧法

根据手法又可分为夹痧法、扯痧法、挤痧法、拍痧法。

（1）夹痧法：又称揪痧法，在民间称之为"揪疙瘩"。是指在患者的待刮拭部位涂上刮痧介质，然后施术者五指屈曲，将中指和食指等弯曲如钩状，蘸刮痧介质后夹揪皮肤，把皮肤和肌肉夹起然后用力向外滑动再松开，一夹一放，反复进行，并连续发出"吧吧"的声响。在同一部位可连续操作 6 ～ 7 遍，被夹起的部位就会出现痧痕。施行本法时不需要任何器具，只需用手指即可。

（2）扯痧法：是指在患者的一定部位或穴位上，以大拇指与食指用力提扯患者的皮肤，使扯痧部位表皮出现紫红色或暗红色的痧点，以达到治疗疾病的方法。

扯痧时患者坐位或卧位，充分暴露局部皮肤。施术者用拇指腹和食指第二指节蘸冷水后，扯起一部分皮肤及皮下组织，并向一侧牵拉拧扯，然后急速放开还原。也可用拇、食、中三指的指腹夹扯皮肤，依上述手法连续地向一定的方向拧扯，重复往返数次，以所扯皮肤处发红为止，如病症较重时，扯拉的力量可加大，直至皮肤出现红斑。扯痧对皮肤有较强的牵拉力，故常可引起局部和全身机体反应，扯拉患者局部可有疼痛感，扯后周身有松快舒适感。

（3）挤痧法：用两手或单手大拇指与食指互相挤压皮肤，连续挤出一块块或一小排紫红痧斑为止的治疗方法，称为挤痧疗法。

挤痧时患者坐位或卧位，施术者用两手或单手大拇指在施治部位做有规律、有秩序的互相挤压，直至局部皮肤出现"红点"为止。依病施治，"红点"可大可小，一般要求大如"黄豆"，小似"米粒"。

（4）拍痧法：指用虚掌拍打或用刮痧板拍打患者身体某部位，一般拍打痛痒、胀麻的部位。

3. 挑痧法

指刮拭者用针刺挑患者体表的一定部位，以治疗疾病的方法。本法主要用于治疗暗痧、宿痧、郁痧、闷痧等痧证。

挑痧前须准备 75% 乙醇，消毒棉签和经过消毒处理的三棱针，或 9

号注射器针头1个。刮拭者先用棉签消毒局部皮肤，在挑刺的部位上，用左手捏起皮肉，右手持针，轻快地刺入并向外挑，每个部位挑3下，同时用双手挤出黯紫色的瘀血，反复多次，最后用消毒棉球擦净。

刮痧操作方法及补泻手法

操作时手持刮痧板，蘸上润滑剂，在患者体表的被刮部位按一定方向用力均匀地进行刮拭。一般使用腕力，同时根据患者的病情及反应调整刮拭的力量，直至皮下呈现痧痕为止。

1. 操作方法

（1）平刮：用刮板的平边，在刮拭部位上按一定方向进行大面积的平行刮拭。

（2）竖刮：用刮板的平边，在刮拭部位上按竖直上下进行大面积的平行刮拭。

（3）斜刮：用刮板的平边，在刮拭部位上进行斜向刮拭。本法主要适用某些不能进行平刮、竖刮的部位。

（4）角刮：用刮板的棱角或边角，在刮拭部位上进行较小面积或沟、窝、凹陷地方的刮拭。

2. 补泻手法

刮痧疗法分为补法、泻法和平补平泻法。补和泻是相互对立、作用相反又相互联系的两种手法，其与刮拭力量的轻重、速度的快慢、时间的长短、刮拭的长短、刮拭的方向等诸多因素有关。

刮拭速度较慢，痧痕点数少，刮拭顺经脉循行方向，刮拭后加温灸为补法。刮拭速度较快，痧痕点数多，刮拭逆经脉循行方向，刮拭后加拔罐为泻法。刮拭按压力大、速度慢，或刮拭按压力小、速度快，或刮拭按压力及速度适中，为平补平泻。

刮痧疗法的适应证及禁忌证

1. 适应证

常用于咳嗽、中暑、头痛、肠胃病、落枕、肩周炎、颈椎病、肌肉痉挛等病症。

2. 禁忌证

（1）孕妇的腹部、腰骶部，女性的乳头禁刮。

（2）白血病，凝血功能障碍者

慎刮。心脏病出现心力衰竭，肾功能衰竭，肝硬化腹水，全身重度水肿者禁刮。

（3）下肢静脉曲张，刮拭方向应从下向上，用轻手法。

（4）凡刮治部位皮肤有溃烂、损伤、炎症都不宜用刮痧疗法，大病初愈、重病、气虚血亏及饱食、饥饿状态下也不宜刮痧。

刮痧疗法注意事项

（1）刮痧板一定要消毒。

（2）刮痧时间：一般每个部位刮 3 ～ 5 分钟，最长不超过 20 分钟。

（3）刮痧次数：一般是第 1 次刮完等 3 ～ 5 天，痧退后再进行第 2 次刮治。

（4）出痧后 1 ～ 2 天，皮肤可能轻度疼痛、发痒，这些反应属正常现象。

刮痧疗法常见反应及处理方法

晕刮是刮痧过程中可能出现的意外，其预防和急救措施如下。

（1）晕刮的症状为头晕，面色苍白、心慌、出冷汗、四肢发冷，恶心欲吐或神昏扑倒等。

（2）预防措施：空腹、过度疲劳患者忌刮；低血压、低血糖、过度虚弱和神经紧张而特别怕痛的患者轻刮。

（3）急救措施：迅速让患者平卧；饮用 1 杯温糖水；迅速用刮痧板刮拭患者百会穴（重刮）、人中穴（棱角轻刮）、内关穴（重刮）、足三里穴（重刮）、涌泉穴（重刮）。

第二章

常见病对症刮痧

咳 嗽

咳嗽因邪客肺系，肺失宣肃，肺气不清所致，以咳嗽、咳痰为主要症状。本病分为外感、内伤两大类，外感咳嗽多为六淫外邪侵袭肺系，内伤咳嗽为脏腑功能失调，内邪干肺。外感咳嗽，即急性咳嗽，除咳嗽主症外可兼见表证，若调治失当可转为慢性咳嗽；内伤咳嗽是肺系多种疾病迁延不愈导致肺脏虚损，气阴两伤，肃降无权而为咳，内伤咳嗽经久难愈，感受外邪亦可急性发作。

外感咳嗽

症状

以咳嗽，咳痰为主要症状。外感咳嗽，多为新病，起病急，病程短，常伴肺卫表证。

治法

【选穴】大椎、风门、肺俞、身柱、膻中、中府。放痧穴：肺俞、太冲。

【定位】

大椎： 在后正中线上，第7颈椎棘突下凹陷中。

风门： 在背部，第2胸椎棘突下旁开1.5寸。

肺俞： 在背部，第3胸椎棘突下旁开1.5寸。

身柱： 在后正中线上，第3胸椎棘突下凹陷中。

膻中： 在胸部，前正中线上，平第4肋间隙，两乳头连线的中点。

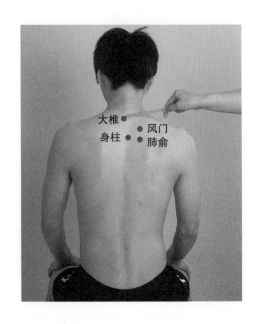

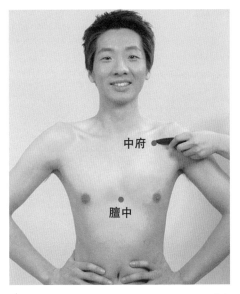

中府：在胸前壁的外上方，云门穴下 1 寸，前正中线旁开 6 寸，平第 1 肋间隙。

太冲：在足背侧，第 1 跖骨间隙的后方凹陷处。

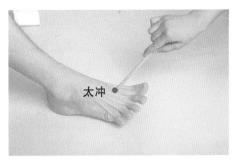

—— 操作方法 ——

用泻法。在需刮痧部位先涂抹适量刮痧油，先刮颈部大椎，再刮背部风门、肺俞、身柱，然后刮胸部中府、膻中，最后刮足背部太冲。大椎用力要轻柔，不可用力过重，可用刮板棱角刮拭，以出痧为度。刮拭背部正中旁开 1.5 寸线，从风门向下刮至肺俞、身柱，用刮板角部自上而下刮拭。中府处宜用刮板角部从上向下刮拭至膻中。

肺俞、太冲放痧，针刺前先推按被刺部位，使血液积聚于针刺部位，经常规消毒后，左手拇、食、中三指夹紧被刺部位或穴位，右手持针，对准穴位迅速刺入，随即将针退出，轻轻挤压针孔周围，使少量出血，然后用消毒棉球按压针孔。

内伤咳嗽

以咳嗽、咳痰为主要症状。内伤

咳嗽多为久病，常反复发作，病程长，可伴见他脏腑功能失调症状。

治法

【选穴】大椎、风门、肺俞、身柱、膻中、中府、肾俞。

【定位】

大椎：在后正中线上，第7颈椎棘突下凹陷中。

风门：在背部，第2胸椎棘突下旁开1.5寸。

肺俞：在背部，第3胸椎棘突下旁开1.5寸。

身柱：在后正中线上，第3胸椎棘突下凹陷中。

膻中：在胸部，前正中线上，平第4肋间，两乳头连线的中点。

中府：在胸壁的外上方，云门穴下1寸，前正中线旁开6寸，平第1肋间隙。

肾俞：在腰部，第2腰椎棘突下，旁开1.5寸。

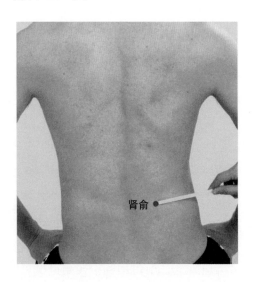

肾俞

操作方法

用补法。在需刮痧部位先涂抹适量刮痧油，先刮颈部大椎，再刮背部的风门、肺俞、身柱、肾俞，最后刮胸部中府、膻中。大椎用力要轻柔，不可用力过重，可用刮板棱角刮拭。刮拭背部正中旁开1.5寸线，从风门向下刮至肺俞、身柱，再至肾俞，用刮板角部自上而下刮拭。中府处宜用刮板角部从上向下刮拭至膻中。

注意事项

（1）刮痧治疗咳嗽疗效较好，但必须及时治疗，防止外感咳嗽转变为内伤咳嗽。

（2）咳嗽患者要注意加强户外体育锻炼，增强体质，注意保暖，预防感冒。

（3）戒除烟酒对预防咳嗽有重要意义。

（4）若刮痧疗效不显著，应配　合其他药物治疗，防止延误病情。

病例

冯某，女，81岁。自述去年冬患咳嗽，兼气喘，数月不愈。愈咳愈剧，不能平卧，咳吐稀白痰涎，其味咸，小便频数清长，咳甚时有小便遗出，畏寒肢冷，两足微肿，腰背酸疼，舌淡苔白，脉沉细。长期服用中药，但效果不佳。取大椎、风门、肺俞、身柱、膻中、中府、肾俞，在涂抹刮痧油之后，各刮至出痧。治疗4次之后，症状明显改善。

支气管哮喘

哮喘是一种呼吸系统疾病，以突然发作、呼吸喘促、喉间有哮鸣声，甚至张口抬肩，鼻翼扇动，呼吸困难为特征。本病分发作期和缓解期，病位主要在肺，与脾、肾有密切关系。

典型的支气管哮喘，发作前有先兆症状，如打喷嚏、流涕、咳嗽、胸闷等，如不及时处理，可因支气管阻塞加重而出现哮喘，严重者可被迫采取坐位或呈端坐呼吸，干咳或咳大量白色泡沫痰，甚至出现紫绀等。但一般可自行或用平喘药物治疗后缓解。某些患者在缓解数小时后可再次发作，甚至导致哮喘持续状态。此外，在临床上还存在非典型表现的哮喘，如咳嗽变异型哮喘，患者在无明显诱因咳嗽2个月以上出现哮喘，常在夜间及凌晨发作，运动、冷空气等可诱发加重，气道反应性测定有高反应性，抗生素或镇咳、祛痰药治疗无效，使用支气管解痉剂或皮质激素有效，但需排除引起咳嗽的其他疾病。

发作期

哮喘以突然发作，呼吸困难，喉间哮鸣音甚至张口抬肩、鼻翼扇动为特征，发作期除上述表现外，多伴有恶寒发热，喘急。

治法

【选穴】大椎、定喘、肺俞、天突、膻中、尺泽、曲池、列缺。

【定位】

大椎： 在后正中线上，第7颈椎棘突下凹陷中。

定喘： 在背部，第7颈椎棘突下，旁开0.5寸。

肺俞： 在背部，第3胸椎棘突下旁开1.5寸。

天突： 在颈部，前正中线上，胸骨上窝中央。

膻中：在胸部，前正中线上，平第 4 肋间，两乳头连线的中点。

尺泽：在肘横纹中，肱二头肌腱桡侧凹陷处。

曲池：在肘横纹外侧端，屈肘，尺泽与肱骨外上髁连线中点。

列缺：在前臂桡侧缘，桡骨茎突上方，腕横纹上 1.5 寸处，肱桡肌与拇长展肌腱之间。

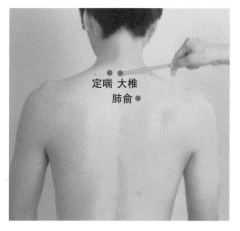

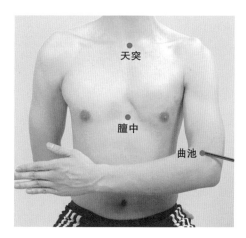

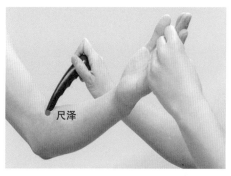

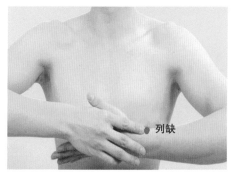

———— 操作方法 ————

泻法。在需刮痧部位先涂抹适量刮痧油，先刮颈部大椎，背部定喘、肺俞，然后刮天突、中府、膻中及前胸，再刮上肢内侧，重刮尺泽、曲池，最后重刮列缺。刮大椎时用力要轻柔，不可用力过重，可用刮板棱角刮拭，以出痧为度。刮拭背部定喘至肺俞，用刮板角部由上至下刮拭。刮拭胸部正中线，天突以角点刮 30 次。从中府向下刮至膻中，用刮板角部自上而下刮拭。然后由内向外横式刮法，每一个肋间隙刮 30 次左右，中府、膻中加强。双上肢内侧肺经、心包经、心经，由上而下刮 30 次左右，不一定出痧。重刮尺泽至列缺，由上而下刮 30 次左右，以出痧为度，最后重刮曲池。

缓解期

症状

　　哮喘以突然发作，呼吸困难，喉间哮鸣音甚至张口抬肩、鼻翼扇动为特征，缓解期可伴有脾肾虚弱症状如面色㿠白，神疲乏力，心悸气短等。

治法

　　【选穴】肺俞、脾俞、志室、足三里、太渊、肾俞、定喘。

【定位】

　　肺俞：在背部，第 3 胸椎棘突下，旁开 1.5 寸。

　　脾俞：在背部，第 11 胸椎棘突下，旁开 1.5 寸。

　　志室：在腰部，第 2 腰椎棘突下，旁开 3 寸。

　　足三里：在小腿前外侧，犊鼻下 3 寸，距胫骨前缘 1 横指处（中指）。

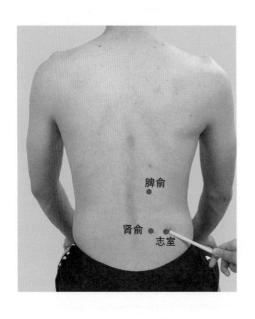

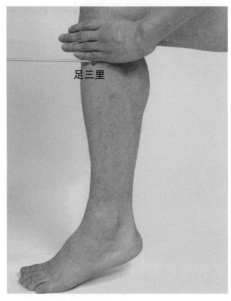

太渊：在腕掌侧横纹桡侧，桡动脉搏动处。

肾俞：在腰部，第 2 腰椎棘突下，旁开 1.5 寸。

定喘：在背部经外穴，第 7 颈椎棘突下，旁开 0.5 寸。

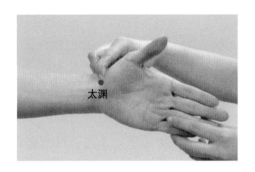

太渊

──────── **操作方法** ────────

补法。在需刮痧部位先涂抹适量刮痧油，刮背部时先刮颈椎，顺督脉向下由大椎刮至腰骶部，再刮督脉旁侧的膀胱经，其中定喘、肺俞、脾俞、肾俞、志室重刮，以出痧为止。双侧足三里重刮 30 次，不出痧。双侧太渊轻刮 30 次，不出痧。

注意事项

（1）应适当锻炼，增强体质，避免接触过敏原。

（2）注意保暖，预防感冒。

（3）忌食辛辣刺激、生冷等食物，戒烟、戒酒。

病例

赵某，女，26 岁。参观花卉展时，突感鼻痒、打喷嚏、流清涕，随即出现胸闷、憋气，逐渐加重，伴大汗淋漓，虽喷吸"舒喘灵"气雾剂，但效果不佳。既往有"哮喘"病史，其母有同类病史。体格检查：神清，烦躁，呼吸急促。双肺弥漫性哮鸣音，未闻及水泡音，心率 100 次 / 分，律整。心音有力、无杂音，双下肢无水肿。诊为"支气管哮喘"，取大椎、定喘、肺俞、天突、膻中、中府及前胸、尺泽、曲池和上肢内侧、列缺，在涂刮痧油之后，各刮至出痧，20 分钟后症状明显缓解。

胁　痛

　　胁痛就是以一侧或两侧胁肋疼痛为主要临床表现的病症，是临床比较多见的一种自觉症状。本病以胁肋部疼痛为主要特征。其疼痛或发于一侧，或同时发于两胁。疼痛性质可表现为胀痛、窜痛、刺痛、隐痛，多为拒按，也有喜按者。常反复发作，一般初起疼痛较重，久之则胁肋部隐痛时发。本病按照中医辨证可分为实证和虚证。

实　证

症状

　　如胁痛以胀痛为主，走窜不定，疼痛因情志而增减，嗳气频频为肝气郁结；如胁痛以刺痛为主，痛有定处，入夜更甚，胁下或见痞块，舌紫黯，为瘀血内停；如胁痛伴恶心呕吐、口苦、舌红、苔黄腻，脉弦滑数，则为肝胆湿热内郁。

治法

　　【选穴】期门、支沟、足三里、阳陵泉、太冲。

　　【定位】

　　期门：在胸部，乳头直下，第6肋间隙，前正中线旁开4寸。

　　支沟：在手背腕横纹上3寸，尺骨与桡骨之间，阳池与肘尖的连线上。

　　足三里：在小腿前外侧，犊鼻下3寸，距胫骨前缘1横指（中指）。

　　阳陵泉：在小腿外侧，腓骨头前

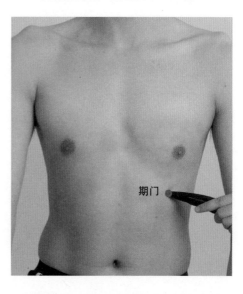

期门

下方凹陷处。　　　　　　　　　　　的后方凹陷处。

太冲：在足背侧，第1跖骨间隙

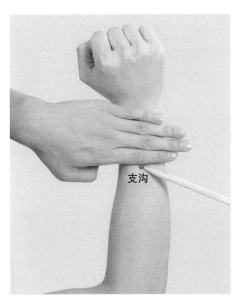

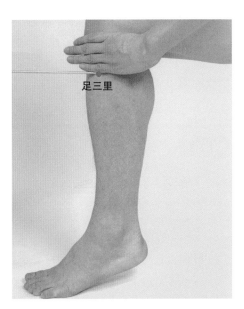

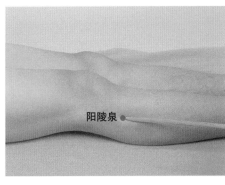

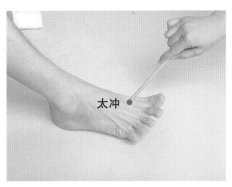

──────── 操作方法 ────────

在需刮痧部位先涂抹适量刮痧油，先刮期门，刮拭胸部两侧，由第6肋间开始，从正中线由内向外刮，先左后右，用刮板整个边缘由内向外沿肋骨走向刮拭。然后刮拭上肢外侧部，由上向下刮，经支沟处重刮，可不出痧。然后重刮双侧阳陵泉、足三里，各30次，不出痧。最后刮足部太冲，30次，可不出痧。

虚 证

症状

胁肋隐痛，绵绵不休，遇劳加重，口干咽燥，心中烦热，头晕目眩，舌红少苔，脉细弦而数。

治法

【选穴】肝俞、肾俞、期门、行间、足三里、三阴交。

【定位】

肝俞：在背部，第9胸椎棘突下，旁开1.5寸。

肾俞：在背部，第2腰椎棘突下，旁开1.5寸。

期门：在胸部，乳头直下，第6肋间隙，前正中线旁开4寸。

行间：在足背侧，第1、第2趾间，趾蹼缘的后方赤白肉际处。

足三里：在小腿前外侧，犊鼻3寸，距胫骨前缘1横指处。

三阴交：在小腿内侧，足内踝尖上3寸，胫骨内侧缘后方。

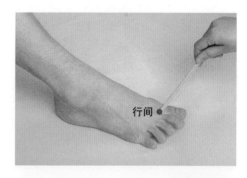

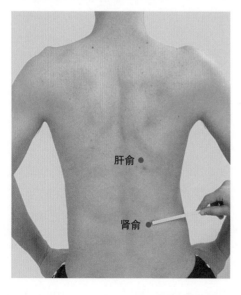

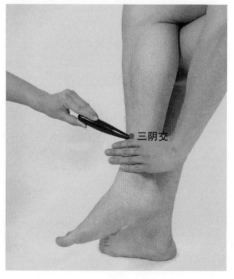

—— 操作方法 ——

在需刮痧部位涂抹适量刮痧油。先刮期门，刮拭胸部两侧，由第6肋间开始，从正中线由内向外刮，先左后右，用刮板整个边缘由内向外沿肋骨走向刮拭。刮拭背部正中旁开1.5寸线，从肝俞向下刮至肾俞，用刮板角部自上而下刮拭。然后刮双侧三阴交、足三里，各30次，不出痧。最后刮足部行间，30次，可不出痧。

注意事项

（1）治疗期间多静养休息，劳逸结合，适当调配营养，食物宜清淡，忌烟酒及辛辣食物。

（2）要积极查治引发本病的原发病。

病例

黄某，男，52岁。发现HBsAg阳性史10年，因无不适症状，故未作进一步检查。1个月前因与邻居吵架后出现肝区隐痛，遇劳加重，未予诊治。近1周来上述症状加重，且自觉倦怠乏力，口干咽燥，心中烦热，头晕目眩，遂来诊。取肝俞、肾俞、期门、行间、足三里、三阴交，在涂刮痧油之后，进行刮痧治疗。治疗两个月之后，除偶感纳差、乏力、易疲劳外，一如常人。

高血压病

高血压病又称原发性高血压，以持续性动脉血压增高为主要表现，尤其是舒张压持续升高为特点的全身性、慢性血管疾病。

早期高血压患者有轻微自觉症状，如头痛、头晕、失眠、耳鸣、烦躁、工作和学习时精力不易集中、易疲劳、记忆力减退等。而且这些症状还会在精神紧张、情绪激动或劳累后发作或加重，如果不测血压，很容易造成误诊，故应引起重视。中晚期高血压病患者出现并发症时，症状会越来越明显，可以出现手指、足趾、四肢肢体麻木和（或）僵硬，走路时下肢疼痛，或出现肌肉酸痛紧张感等；当心脏受累时，会出现心慌、气促、胸闷、心前区疼痛等症状；当肾脏受累时，则可出现夜间尿频、多尿、尿液清淡等症状；如果有严重的并发症如脑出血时，则会突然出现神志不清，大小便失禁，甚至昏迷不醒等症状；如果出现脑栓塞并发症时，会出现肢体逐渐活动不便、麻木甚至麻痹瘫痪等。

症状

若成人收缩压 $\geq$ 140mmHg，舒张压 $\geq$ 90mmHg，排除继发性高血压，并伴有头痛、头晕、耳鸣、健忘、失眠、心悸等症状即可确诊，晚期可导致心、肾、脑等器官病变。

治法

【选穴】风池、曲池、肩井及肩部，背部膀胱经、足三里、三阴交。

【定位】

风池：在项部，枕骨之下，与风府相平，胸锁乳突肌与斜方肌上端之间的凹陷处。

曲池：在肘横纹外侧端，屈肘，尺泽与肱骨外上髁连线中点。

肩井：在肩上，大椎与肩峰端连线的中点上。

背部膀胱经：在背部，后正中线旁开 1.5 寸和旁开 3 寸。

足三里：在小腿前外侧，犊鼻下 3 寸，距胫骨前缘 1 横指（中指）。

三阴交：在小腿内侧，足内踝尖上 3 寸，胫骨内侧缘后方。

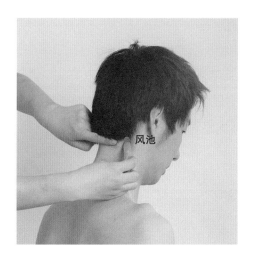

风池

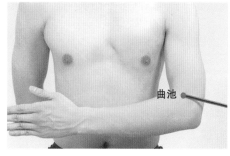

曲池

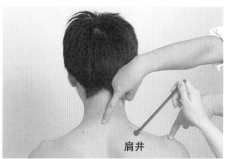

肩井

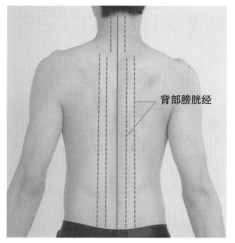

背部膀胱经

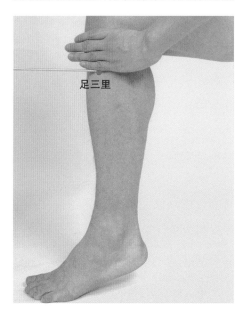

足三里

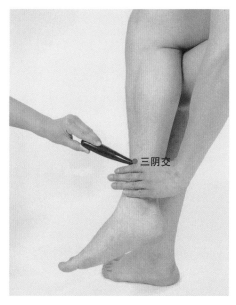

三阴交

───────── 操作方法 ─────────

用泻法。在需刮痧部位先涂抹适量刮痧油,先刮风池、头后部、肩井及肩部,再刮背部膀胱经,然后刮手臂曲池,最后刮下肢的三阴交、足三里。

常用降压刮痧部位为颈背部、胸部的肌肉胀痛处。若身体胀痛不明显,则以督脉两旁背俞穴,足太阳膀胱经,足少阳胆经及颈部、腋窝动脉行走部为重点刮痧区;头痛甚者由百会开始由上往下重刮;情绪激动,伴有心悸、心烦者加刮手少阴心经及手厥阴心包经;血压高而体虚头晕者,加刮下肢足太阴脾经及足阳明胃经。

注意事项

(1)治疗期间应忌食辛辣刺激性的食物,多食低盐、低脂、蔬菜、水果等清淡食物,戒除烟酒,调适情志,保持乐观,加强户外锻炼,可提高和巩固疗效。

(2)保证充足的睡眠,注意劳逸结合,保持心情愉悦,增强战胜疾病的信心。

病例

郑某,男,48岁。头晕、头痛反复发作5年,加重10日。平素工作紧张劳累,5年前始感发作性头晕头痛,伴血压升高,最高血压160/110mmHg。此次10日前因工作紧张劳累而头晕头痛复发并加重,心悸不安,周身疲乏,口苦口干,面红易怒,大便干,舌质红,苔黄,脉弦滑。体格检查:血压180/130mmHg,心率100次/分,心律尚齐,各瓣膜听诊区未闻及病理性杂音,神经系统检查未发现明显异常。实验室检查:心电图正常,胆固醇7.82mmol/L,甘油三酯2.60mmol/L。取风池、肩井、头后部及肩部、背部膀胱经、曲池、足三里、三阴交,在涂刮痧油之后,行刮痧治疗,每周2次。4周后测血压150/95mmHg,继续治疗2周,头晕、头痛消失,测血压125/80mmHg。

眩　晕

眩晕由风阳上扰、痰瘀内阻或脑髓不充、脑窍失养所致，临床以头晕、目眩为主症的一类病症。目眩是指眼花或眼前发黑，头晕是指感觉自身或外界景物旋转。眩晕的临床表现，轻者闭目可止，重者如坐车船，旋转不定，不能站立，或伴有恶心呕吐、汗出面色苍白等症状。严重时可突然仆倒。临床一般分为气血亏虚与痰浊阻滞2型。

气血亏虚

 症状

以头晕目眩，面色苍白，神疲乏力为主症。

治法

【选穴】血海、百会、膈俞、足三里、三阴交、气海。

【定位】

血海：屈膝，在髌骨底内侧缘上2寸，股四头肌内侧的隆起处。

百会：在头部，前发际正中直上5寸，或两耳尖连线的交点处。

膈俞：在背部，第7胸椎棘突下，旁开1.5寸。

足三里：在小腿前外侧，犊鼻下3寸，距胫骨前缘1横指（中指）。

三阴交：在小腿内侧，足内踝尖上3寸，胫骨内侧缘后方。

气海：在下腹部，前正中线上，脐中下1.5寸。

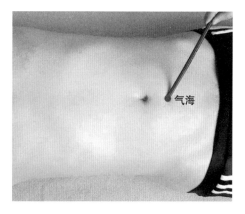
气海

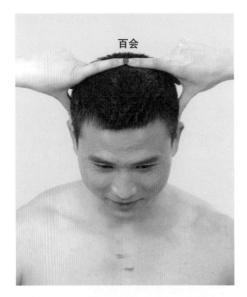

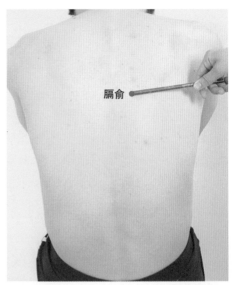

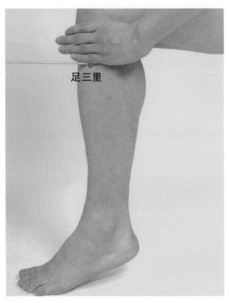

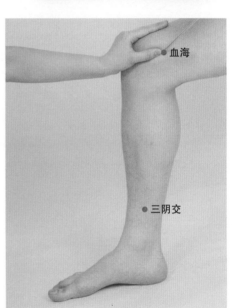

—— **操作方法** ——

　　在需刮痧部位涂抹适量刮痧油。先按揉头顶百会，约3分钟，用力不宜过猛。背部膈俞，刮拭时用力要轻柔，不可用力过重，可用刮板棱角刮拭，以出痧为度。刮拭腹部气海，用刮板角部自上而下刮拭。刮拭下肢内侧部血海至三阴交，由上向下刮，在膝关节处可作停顿，或分段刮至三阴交，在三阴交处重刮，刮 30 次，出痧为度。最后重刮足三里，各 30 次，不出痧。

痰浊阻滞

 症状

头重如裹，视物眩转，胸闷作呕，呕吐痰涎。

治法

【选穴】头维、百会、中脘、内关、阴陵泉、丰隆。

【定位】

头维：在头侧部，额角发际上 0.5 寸，头正中线旁开 4.5 寸。

百会：在头部，前发际正中直上 5 寸，或两耳尖连线的交点处。

中脘：在上腹部，前正中线上，脐中上 4 寸。

内关：在前臂正中，腕横纹上 2 寸，桡则腕屈肌腱与掌长肌腱之间。

阴陵泉：在小腿内侧，胫骨内侧髁下缘凹陷处。

丰隆：在小腿前外侧，外踝尖上 8 寸，胫骨前缘外 2 横指处。

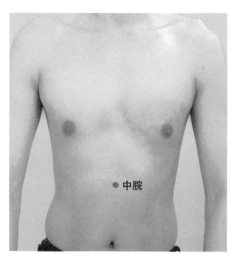

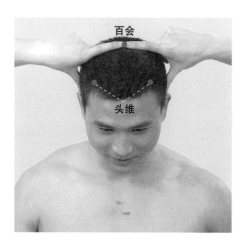

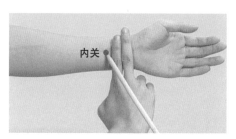

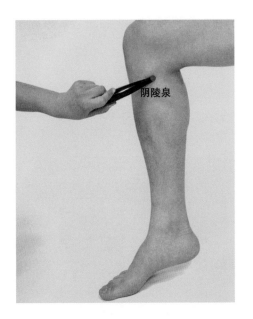 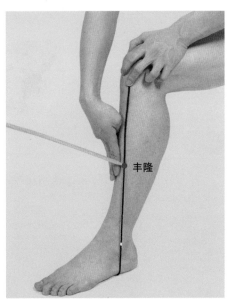

—————— 操作方法 ——————

　　在需刮痧部位涂抹适量刮痧油。先按揉百会和头维，各约 3 分钟，用力不宜过猛。然后刮拭腹部中脘，用刮板角部自上而下刮拭；刮拭上肢内侧部内关，由上向下刮，用力轻柔，刮 30 次，出痧为度。最后重刮下肢内侧阴陵泉和外侧丰隆，各 30 次，可不出痧。

注意事项

　　（1）避免可能导致眩晕的各种外部因素，调适情志，保持平和心态。

　　（2）劳逸结合，戒除烟酒，不做头部剧烈运动。

　　（3）对颅内占位性病变引起的眩晕应及时手术治疗，不宜刮痧。

病例

　　刘某，男，60岁。头晕、头痛、心悸、视物旋转，睡眠时亦感眩晕，血压95/70mmHg，面色苍白，稍感乏力，纳可，不渴，大便一天二次，成形，小便正常，面黑，舌淡多津，边有齿痕，脉浮洪数。取百会、血海、膈俞、足三里、三阴交、气海，在涂刮痧油之后，各刮至出痧。治疗4次之后，视物旋转、睡眠时眩晕症状消失，头痛、心悸症状缓解，继续治疗4次后，头痛、心悸基本消失。

慢性胃炎

慢性胃炎是指不同病因引起的各种慢性胃黏膜炎性病变，是一种常见病，发病率在各种胃病中居首位。慢性胃炎缺乏特异性症状，症状的轻重与胃黏膜的病变程度并非一致。大多数患者常无症状或有程度不同的消化不良症状如上腹隐痛、食欲减退、餐后饱胀、反酸等。萎缩性胃炎患者可有贫血、消瘦、舌炎、腹泻等，伴有胃黏膜糜烂患者上腹痛较明显，并可有出血。临床一般分为胃气壅滞、肝胃气滞、脾胃虚寒 3 型。

胃气壅滞

症状

可见胀满拒按，嗳腐吞酸，或呕吐不消化食物，其味腐臭，吐后痛减。

治法

【选穴】下脘、天枢、足三里、内关、阴陵泉、里内庭。

【定位】

下脘：在上腹部，前正中线上，脐中上 2 寸。

天枢：在中腹部，肚中旁开 2 寸。

足三里：在小腿前外侧，犊鼻下 3 寸，距胫骨前缘 1 横指（中指）。

内关：在前臂正中，腕横纹上 2 寸，桡侧腕屈肌腱与掌长肌腱之间。

阴陵泉：在小腿内侧，胫骨内侧髁下缘凹陷处。

里内庭：在足底，第 2、第 3 趾骨间，与内庭穴相对处。

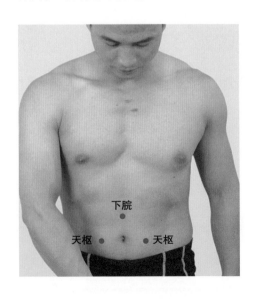

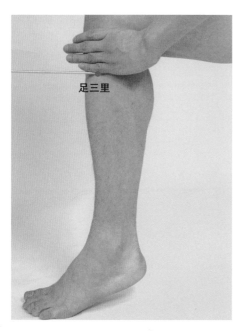

足三里

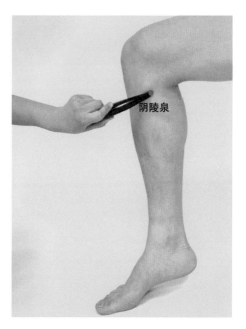

阴陵泉

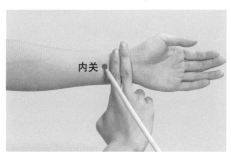

内关

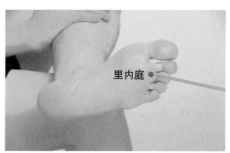

里内庭

操作方法

　　用泻法。在需刮痧部位先涂抹适量刮痧油，先刮拭腹部正中线从下脘至天枢，用刮板角部自上而下刮拭，出痧为度。刮拭上肢内侧部内关，由上向下刮，用力轻柔，刮30次，出痧为度。然后重刮下肢内侧阴陵泉和外侧足三里，各30次，可不出痧。最后刮拭足部里内庭，用刮板角部刮拭，出痧为度。

肝胃气滞

 症状

可见胃部攻撑作痛，胸闷嗳气，喜叹息。

 治法

【选穴】膻中、中脘、期门、内关、足三里、太冲。

【定位】

膻中：两乳头连线的中点。

中脘：在上腹部，前正中线上，脐中上4寸。

期门：在胸部，乳头直下，第6肋间隙，前正中线旁开4寸。

内关：在前臂正中，腕横纹上2寸，桡则腕屈肌腱与掌长肌腱之间。

足三里：在小腿前外侧，犊鼻下3寸，距胫骨前缘1横指（中指）。

太冲：在足背侧，第1跖骨间隙的后方凹陷处。

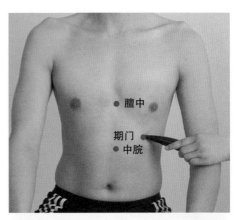

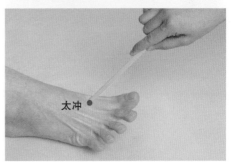

——— *操作方法* ———

用泻法。在需刮痧部位涂抹适量刮痧油，先刮拭胸腹部正中线从膻中至中脘，用刮板角部自上而下刮拭，出痧为度。然后刮期门，刮拭胸部两侧，由第6肋间，从正中线由内向外刮，先左后右，用刮板整个边缘由内向外沿肋骨走向刮拭。刮拭上肢内侧部内关，由上向下刮，用力轻柔，刮30次，出痧为度。然后重刮下肢外侧足三里，30次，可不出痧。最后刮拭足背部太冲，用刮板角部刮拭，出痧为度。

脾胃虚寒

 症状

可见胃痛绵绵，空腹为甚，得食则缓，喜热喜按，泛吐清水。

治法

【选穴】脾俞至胃俞，内关、中脘、气海至关元、章门、公孙。

【定位】

脾俞：在背部，第 11 胸椎棘突下，旁开 1.5 寸。

胃俞：在背部，第 12 胸椎棘突下，旁开 1.5 寸。

内关：在前臂正中，腕横纹上 2 寸，桡则腕屈肌腱与掌长肌腱之间。

中脘：在上腹部，前正中线上，脐中上 4 寸。

气海：在下腹部，前正中线上，脐中下 1.5 寸。

关元：在下腹部，前正中线上，脐中下 3 寸。

章门：在侧腹部，第 11 肋游离端的下缘。

公孙：在足内侧缘，第 1 跖骨基底的前下方，赤白肉际处。

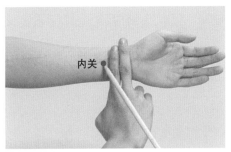

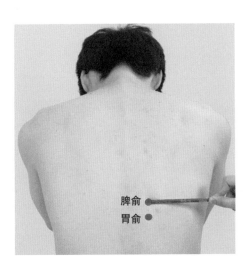

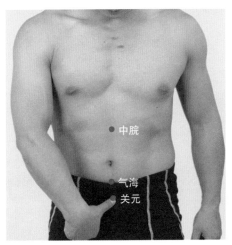

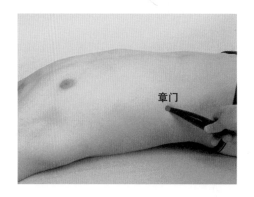

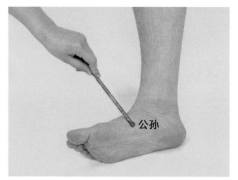

操作方法

用补法。在需刮痧部位涂抹适量刮痧油，先刮拭背部正中旁开 1.5 寸线，从脾俞向下刮至胃俞，用刮板角部自上而下刮拭。然后刮拭胸部两侧，由中脘起，从正中线由内向外刮，先左后右，用刮板整个边缘由内向外走向刮至章门，出痧为度，用力轻柔。刮拭腹部正中线，从气海向下刮至关元，用刮板角部自上而下刮拭，30 次，出痧为度。刮拭上肢内侧部内关，由上向下刮，用力轻柔，刮 30 次，出痧为度。最后刮拭足部公孙，用刮板角部刮拭，出痧为度。

注意事项

日常生活起居要有规律，注意饮食调配，少食多餐，清淡为主，忌生、冷、油腻和辛辣食品，戒烟酒，饮食定时，保持精神乐观，对减少复发和促进康复有重要的意义。

病例

刘某，女，55 岁。因腹部胀满、嗳气不适、纳差就诊，在外院做胃镜诊断为慢性萎缩性胃炎。大便 3 天 1 次，便干，因腹胀而饮食少。颜面清瘦，腹部肌肉松软，情绪焦虑，有颈椎病，头晕，就诊时经常嗳气，舌淡苔薄白，脉弦细。取脾俞至胃俞，中脘、章门、内关、公孙、关元至气海，在涂抹刮痧油之后，各刮至出痧。治疗 4 周后，胀满、嗳气等不适症状明显缓解。

泄 泻

泄泻以排便次数增多，粪质稀薄或完谷不化，甚至泻出如水样为特征。泄泻是一种常见的胃肠病症，一年四季均可发生，以夏秋两季较多见。

泄泻以大便清稀为临床特征，或大便次数增多，粪质清稀；或便次不多，但粪质清稀，甚至如水状；或大便清薄，完谷不化，便中无脓血。泄泻之量或多或少，泄泻之势或缓或急。常兼有脘腹不适，腹胀腹痛肠鸣，食少纳呆，小便不利等症状。起病或缓或急，常有反复发作史。常由外感寒、热、湿、邪，内伤饮食，情志不畅，劳倦，脏腑功能失调等诱发或加重。临床一般分为寒湿、湿热、食滞 3 型。

寒湿泄泻

泄泻清稀，甚如水样，腹痛肠鸣，脘闷食少，苔白腻，脉濡缓。若兼外感风寒，则恶寒发热头痛，肢体酸痛，苔薄白，脉浮。

【选穴】脾俞、胃俞、中脘、天枢、三阴交、足三里。

【定位】

脾俞： 在背部，第 11 胸椎棘突下，旁开 1.5 寸。

胃俞： 在背部，在第 12 胸椎棘突下，旁开 1.5 寸。

中脘： 在上腹部，前正中线上，脐中上 4 寸。

天枢： 在中腹部，脐中旁开 2 寸。

三阴交： 在小腿内侧，足内踝尖上 3 寸，胫骨内侧缘后方。

足三里： 在小腿前外侧，犊鼻下 3 寸，距胫骨前缘 1 横指（中指）。

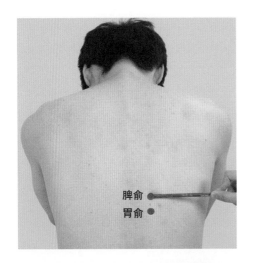
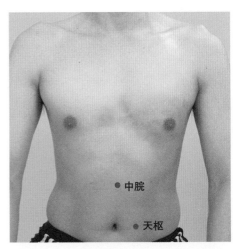
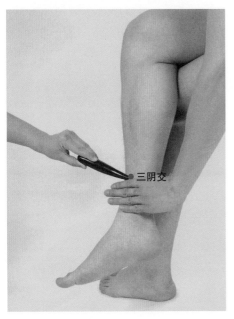
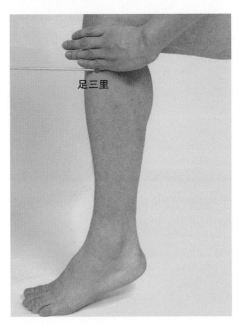

——— 操作方法 ———

　　用补法。在需刮痧部位涂抹适量刮痧油，先刮拭背部正中旁开 1.5 寸线，从脾俞向下刮至胃俞，用刮板角部自上而下刮拭，30 次，出痧为度。然后刮拭腹部正中线，从中脘向下刮至天枢，用刮板角部自上而下刮拭，30 次，出痧为度。然后重刮下肢内侧三阴交和外侧足三里，各 30 次，可不出痧。

湿热泄泻

 症状

泻下急迫，或泻而不爽，粪色黄褐，气味臭秽，肛门灼热，烦热口渴，小便短黄，苔黄腻，脉滑数或濡数。

外关：在手背腕横纹上 2 寸，尺桡骨之间，阳池与肘尖的连线上。

肺俞：在背部，第 3 胸椎棘突下，旁开 1.5 寸。

治法

【选穴】中脘、天枢、曲池、外关、肺俞。

【定位】

中脘：在上腹部，前正中线上，脐中上 4 寸。

天枢：在中腹部，脐中旁开 2 寸。

曲池：在肘横纹外侧端，屈肘，尺泽与肱骨外上髁连线中点。

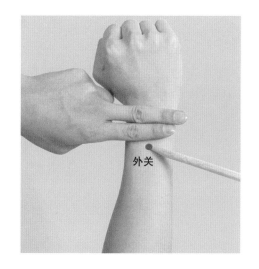

外关

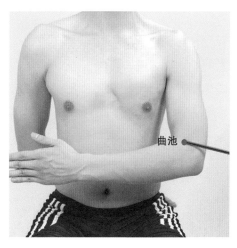

曲池

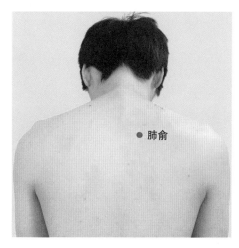

肺俞

———— 操作方法 ————

用泻法。在需刮痧部位涂抹适量刮痧油，先刮拭背部肺俞，用刮板角部自上而下刮拭，30 次，出痧为度。刮拭腹部正中线，从中脘向下刮至天枢，用刮板角部自上而下刮拭，30 次，出痧为度。然后重刮上肢外侧外关，30 次，出痧为度。

食滞肠胃

 症状

表现为腹痛肠鸣，粪便臭如败卵，泻后痛减。

治法

【选穴】中脘至天枢、上巨虚、大肠俞。

【定位】

中脘：在上腹部，前正中线上，脐中上 4 寸。

天枢：在中腹部，脐中旁开 2 寸。

上巨虚：在小腿前外侧，犊鼻下 6 寸，距胫骨前缘 1 横指。

大肠俞：在腰部，第 4 腰椎棘突下，旁开 1.5 寸。

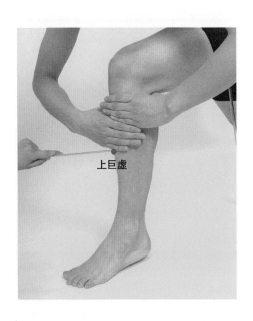

上巨虚

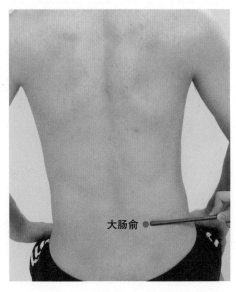

大肠俞

---- **操作方法** ----

用泻法。在需刮痧部位涂抹适量刮痧油，先刮拭腰部大肠俞，用刮板角部自上而下刮拭，30次，出痧为度。刮拭腹部正中线，从中脘向下刮至天枢，用刮板角部自上而下刮拭，30次，出痧为度。然后重刮下肢外侧上巨虚，30次，可不出痧。

注意事项

（1）若泄泻频繁伴有严重脱水现象或由恶性病变所引起的腹泻，则当采取综合疗法。

（2）日常生活注意饮食卫生，少食生、冷、肥甘厚味食品，注意腹部保暖，养成饭前便后洗手的卫生习惯。

病例

李某，男，5岁。患儿2天前吃羊肉串后出现腹泻，大便每天5～6次，色黄，水样，秽臭，伴恶心呕吐。症见时有腹痛，大便稀黄，小便黄少，口渴欲饮。体格检查：体温38.2℃，心率125次/分，呼吸21次/分，血压90/60mmHg。神清，眼眶稍凹陷，面色偏黄，舌红，苔黄腻。腹稍胀气，左下腹轻压痛，肠鸣音活跃，余无阳性体征。实验室检查：大便常规见白细胞7～8/HP，外周血中白细胞12.5×10^9/L，中性粒细胞70%，淋巴细胞25%。取中脘、天枢、曲池、外关、肺俞，在涂抹刮痧油之后，各刮至出痧。治疗1次之后，次日症状消失。

呕 吐

呕吐指胃失和降，气逆于上，胃中之物从口吐出的一种病症，可见于多种急慢性疾病之中。古人将有声无物谓之呕，有物无声谓之吐，常并称呕吐。呕吐以胃肠道疾患最为常见，如急性胃炎、慢性胃炎、贲门痉挛、幽门梗阻或痉挛等，其他如神经性呕吐、内耳眩晕性呕吐等也可参照本节治疗。呕吐常有诱因，如闻及特殊气味，饮食不节，情志不遂，以及寒暖失宜等。临床证候不尽一致，一般分为饮食停滞与肝气犯胃2型。

饮食停滞

症状

呕吐酸腐食物，吐出为快，嗳气厌食，脘痞腹胀。

治法

【选穴】内庭、足三里、内关、腹结、下脘至气海。

【定位】

内庭：在足背部，第2、第3趾间缝纹端。

足三里：在小腿前外侧，犊鼻下3寸，距胫骨前缘1横指（中指）。

内关：在前臂，腕横纹上2寸，桡侧腕屈肌腱与掌长肌腱之间。

腹结：在下腹部，脐中下1.3寸，前正中线旁开4寸。

下脘：在上腹部，前正中线上，脐中上2寸。

气海：在下腹部，前正中线上，脐中下1.5寸。

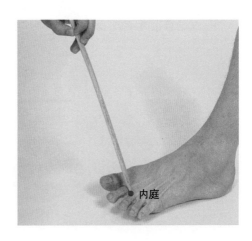

内庭

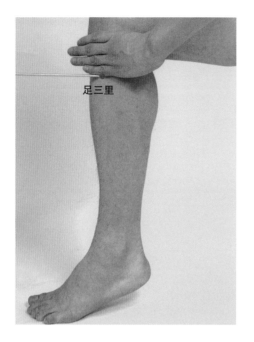
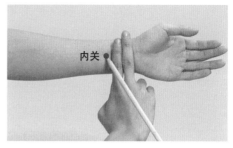
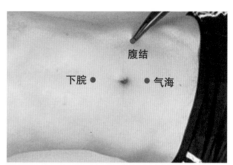

————————— 操作方法 —————————

　　用泻法。在需刮痧部位涂抹适量刮痧油，先刮拭腹部下脘，用刮板角部自上而下刮拭，30次，出痧为度。然后从腹结刮至气海，先左后右，用刮板角部自上而下刮拭，30次，出痧为度。然后重刮上肢内侧内关，30次，出痧为度。最后重刮下肢外侧足三里和足部内庭，各30次，可不出痧。

肝气犯胃

 症状

　　呕吐泛酸，口苦嗳气，胸胁烦闷不适，嘈杂。

 治法

　　【选穴】上脘、期门、神门、内关、阳陵泉、梁丘、太冲。

　　【定位】

　　上脘：在上腹部，前正中线上，脐中上5寸。

　　期门：在胸部，乳头直下，第6肋间隙，前正中线旁开4寸。

神门：在手腕部位，手腕关节手掌侧，尺侧腕屈肌腱的桡侧凹陷处。

内关：在前臂，腕横纹上 2 寸，

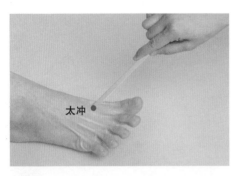

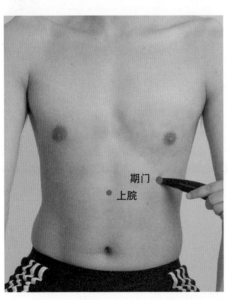

桡则腕屈肌腱与掌长肌腱之间。

阳陵泉：在小腿外侧，腓骨头前下方凹陷中。

梁丘：在大腿前面，当髂前上棘与髌底外侧端的连线上，髌底上 2 寸。

太冲：在足背部，第 1 跖骨间隙的后方凹陷处。

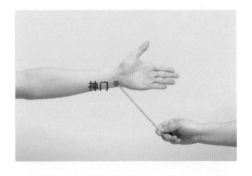

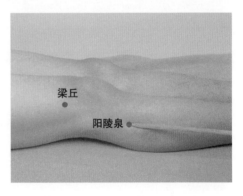

───── **操作方法** ─────

用泻法。在需刮痧部位涂抹适量刮痧油，先刮拭上脘，用刮板角部自上而下刮拭，30 次，出痧为度。然后刮期门，刮拭胸部两侧，由第 6 肋间，从正中线由内向外刮，先左后右，用刮板整个边缘由内向外沿肋骨走向刮拭。之后重刮上肢内侧，从内关至神门，由上而下，30 次，出痧为度。再刮下肢

梁丘至阳陵泉，从膝关节底部上缘用刮板角部刮过，30 次，可不出痧。最后重刮足部太冲，30 次，可不出痧。

注意事项

（1）刮痧治疗呕吐有确切的疗效，但对于器质性病变如上消化道严重梗阻、癌肿引起的呕吐以及脑源性呕吐，应采取中西医结合疗法，特别要重视对原发病的治疗。

（2）注意饮食卫生，平衡营养摄入，食物宜清淡，少食多餐，调适情志，保持心情舒畅。

病例

王某，女，61 岁。数日前出门就餐时进食过多，当时感觉恶心，回家后即呕吐不止。在当地诊所静脉滴注补液三日仍无效。恶心，呕吐酸水频频，畏寒厚衣，困顿昏睡，呼之能应，不呼则复昏睡不醒。近三日未曾大便，小便昨晚 3 次，量甚少。脉沉洪数，心率 92 次 / 分，舌红苔白腻。取下脘至气海、足三里、腹结、内关、内庭，在涂抹刮痧油之后，各刮至出痧。经一次治疗后，次日症状明显缓解，隔 3 日再治疗 1 次，症状消失。

面 痛

面部疼痛主要是由三叉神经痛引起。三叉神经痛，是指三叉神经分布区域内出现短暂的，阵发性的，闪电样的剧痛。三叉神经分为眼支、上颌支及下颌支。三叉神经痛分为原发性和继发性两类，前者每次发作时间短暂，数秒至数分钟，每日可反复发作数次至数十次，间歇期可无症状，且无三叉神经器质性病变的感觉障碍和运动障碍；后者疼痛时间较持续，面部皮肤感觉障碍，且有原发病可查。发作时患者常紧按病侧面部或用力擦面部减轻疼痛，可致局部皮肤粗糙，眉毛脱落。有的在发作时不断做咀嚼动作，严重者可伴有同侧面部肌肉的反射性抽搐，所以又称"痛性抽搐"。每次发作仅数秒钟至1～2分钟即骤然停止。间歇期正常。发作可由一日数次至一分钟多次。发作呈周期性，持续数周，可自行缓解数月或更长时间。病程初期发作较少，间隔期较长。随病程进展，缓解期日渐缩短。

症状

疼痛突然发生，呈阵发性电击样疼痛，如撕裂、针刺火灼一样，患者极难忍受，每次疼痛时间短，反复发作，疼痛部位以面颊、上下颌部为多。

治法

【选穴】三叉神经第一支痛：阳白、攒竹、太阳、颊车、列缺。

三叉神经第二支痛：四白、巨髎、合谷。

三叉神经第三支痛：承浆、侠溪、下关、颊车、大迎、合谷。

【定位】

阳白： 在面部，瞳孔直上，眉上1寸。

攒竹： 在面部，眉头陷中，眶上切迹处。

太阳： 在面部，前额两侧，外眼角延长线的上方。

颊车： 在面部，下颌角前上方约1横指，当咀嚼时咬肌隆起，按之凹陷处。

列缺： 桡骨茎突上方，腕横纹上

1.5寸，肱桡肌与拇长展肌腱之间。

四白：在面部，瞳孔直下，眶下孔凹陷处。

巨髎：在面部，瞳孔直下，平鼻翼下缘处，鼻唇沟外侧。

合谷：在手背，第1、第2掌骨间，第2掌骨桡侧的中点处。

承浆：在面部，颏唇沟的正中凹陷处。

侠溪：在足背外侧，第4、第5趾缝间，趾蹼缘的上方纹头处。

下关：在面部耳前方，颧弓与下颌切迹所形成的凹陷中。

大迎：在下颌角前方，咬肌附着部前缘，面动脉搏动处。

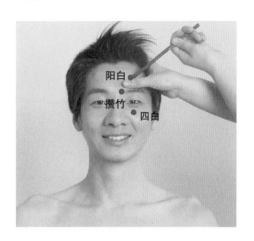

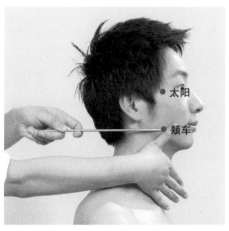

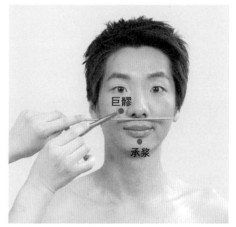

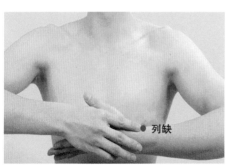

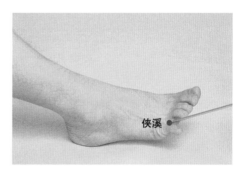

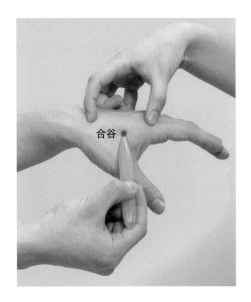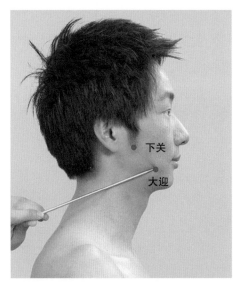

———————————— 操作方法 ————————————

　　补泻兼施多补法。三叉神经第一支痛：先刮阳白，再点揉攒竹、太阳、颊车，最后刮列缺穴。三叉神经第二支痛：先点揉四白，再点揉巨髎，最后刮合谷。三叉神经第三支痛：点揉下关、颊车、大迎、承浆，然后刮合谷穴，最后刮侠溪穴。

　　以上穴位都宜用刮板角部，因为面部出痧影响美观，因此手法要轻柔，以不出痧为度，且面部不需涂抹活血剂，通常用补法，忌用重力大面积刮拭。方向由内向外按肌肉走向刮拭。可每天1次。

注意事项

　　（1）应注意排除脑部占位性病变。

　　（2）治疗本病时要注意面部保暖防寒，多静养休息，忌食肥甘、刺激性食物，宜选择质软、易嚼食物。

　　（3）吃饭、漱口、说话、刷牙、洗脸动作宜轻柔，以免诱发三叉神经痛。

病例

　　张某，女，37岁。患者三叉神经痛6～7个月。曾服卡马西平等药缓解疼痛。右侧面部偏鼻翼侧及眉棱骨处疼痛，疼痛呈持续性，吃饭、说话可加重，天气变冷时疼痛亦加重，口干。脉滑略数，舌红苔薄黄。取阳白、攒竹、太阳、颊车、列缺、四白、巨髎、合谷穴，无须涂抹刮痧油，行刮痧治疗，每周3次。2周后，右侧面部偏鼻翼侧及眉棱骨处疼痛缓解，继续治疗4周，患者偶感疼痛。现仍继续治疗。

面 瘫

面瘫是以口眼㖞斜为主要症状的疾病，任何年龄均可发病，但以青壮年为多见。本病发病急速，为单纯性的一侧面颊筋肉弛缓，无半身不遂、神志不清等症状。主要表现为一侧面部所有表情肌瘫痪，额纹消失，不能闭眼、皱额、蹙眉，眼闭合不全，眼有露白，患侧鼻唇沟变浅，口角下垂，嘴歪向健侧。耳后可有自发性疼痛及压痛，还可出现舌前 2/3 味觉障碍、听觉过敏、外耳道疼痛或感觉迟钝及疱疹等。

症状

面瘫起病突然，每在睡眠醒来时，发现一侧面部板滞、麻木、瘫痪，不能蹙额、皱眉、露齿等；口角歪斜，漱口漏水，进餐时食物常常停滞于病侧齿颊之间；病侧额纹、鼻唇沟消失，眼睑闭合不全，迎风流泪。部分患者初起有耳后、耳下及面部疼痛，还可出现患侧舌前味觉减退或消失，听觉过敏等症状。

治法

【选穴】太冲、翳风、地仓、颊车、合谷、风池。

【定位】

太冲：在足背侧，第 1 跖骨间隙的后方凹陷处。

翳风：在耳垂后，乳突与下颌骨之间凹陷处。

地仓：在面部，口角外侧，上直对瞳孔。

颊车：在面部，下颌角前上方约 1 横指，当咀嚼时咬肌隆起，按之凹陷处。

合谷：在手背，第 1、第 2 掌骨间，第 2 掌骨桡侧的中点处。

风池：在项部，枕骨之下，与风府相平，胸锁乳突肌与斜方肌上端之间的凹陷处。

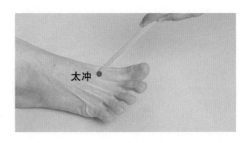

太冲

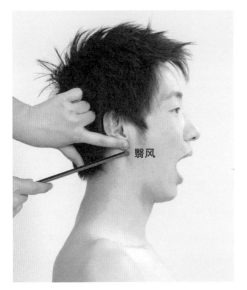

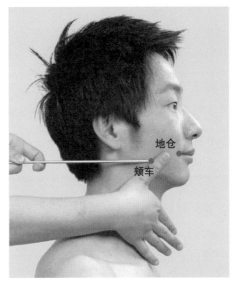

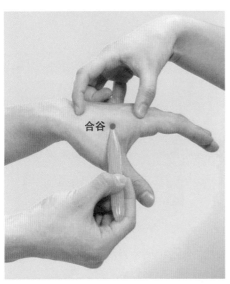

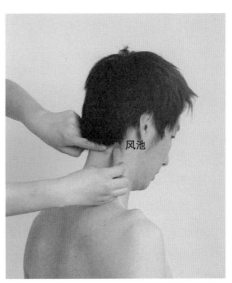

——— **操作方法** ———

　　用泻法。在需刮痧部位涂抹适量刮痧油。先刮翳风至风池，用力要轻柔，不可用力过重，可用刮板棱角刮拭。再刮拭下颌部，经颊车至地仓，不可用力过重，可用刮板棱角刮拭。然后刮手背合谷，重刮，可用刮板角部刮拭。最后重刮足部太冲，可不出痧。

注意事项

（1）刮拭手法要用力均匀，以能忍受为度，出痧为止。

（2）老年人，刮拭手法用力宜轻。

（3）不可一味追求出痧而用重手法或延长刮痧时间。出痧多少受多方面因素影响。一般情况下，血瘀证出痧多；实证、热证出痧多；虚证、寒证出痧少；服药过多者，特别服用激素类药物不易出痧；肥胖者与肌肉丰满的人不易出痧；阴经较阳经不易出痧；室温低时不易出痧。

（4）刮拭过程中，要经常询问患者感受。遇到晕刮，如精神疲惫、头晕目眩、面色苍白、恶心欲吐，出冷汗、心慌、四肢发凉或血压下降、神志昏迷时应立即停止刮痧。告诉患者勿紧张，帮助其平卧，注意保暖，饮温开水或糖水。如仍不缓解，可用刮板角部点按人中穴，力量宜轻，避免重力点按后局部水肿。对百会和涌泉施以泻法。患者病情好转后，继续刮内关、足三里。

病例

柴某，女，50岁。突发口眼㖞斜2天。主诉：2天前中午吃饭时突感左侧面颊麻木，咀嚼无力，饮水从左边嘴角漏出。做CT检查排除脑血管疾病，诊断为"面神经炎"，静脉滴注治疗。现症见：口眼㖞斜，头额及左侧颈部疼痛。身无恶寒，有汗出。形体消瘦。舌淡红苔薄白，脉缓。取翳风、地仓、颊车、合谷、太冲、风池，行刮痧治疗。治疗2天，效果不明显，且见头额胀痛，颈项部不适。加刮拭中脘，其他同前。次日面瘫及头额、颈项不适明显缓解，继续治疗8天，基本痊愈。

偏头痛

偏头痛是最常见的头痛，表现为反复的额、颞、眼眶部局限于一侧的疼痛。疼痛可表现为剧烈跳动，钻痛、胀裂痛，可持续数小时至数天。导致本病的原因很多，但往往与疲劳、情绪紧张、焦虑、急躁、睡眠不佳、月经期有关。偏头痛是一类有家族发病倾向的周期发作性疾病，发作时伴有恶心、呕吐及羞明等症状，间歇期一切正常。其发病机制可能与遗传因素、5-羟色胺递质改变、三叉神经血管系统激活等有关。本病属中医"头痛""脑风"。

症状

一侧头部疼痛剧烈，钻痛或胀裂痛，持续发作，发作时多有恶心、呕吐、腹胀、腹泻多汗、心率加快等伴随症状。

治法

【选穴】阳陵泉、翳风、头维、太阳、合谷、列缺、足三里、血海。

【定位】

阳陵泉：在小腿外侧，腓骨头前下方凹陷处。

翳风：在耳垂后，乳突与下颌骨之间凹陷处。

头维：在头部，额角发际上 0.5 寸，头正中线旁开 4.5 寸。

太阳：在面部，前额两侧，外眼角延长线的上方。

合谷：在手背，第 1、第 2 掌骨间，第 2 掌骨桡侧的中点处。

列缺：在前臂桡侧缘，桡骨茎突上方，腕横纹上 1.5 寸处，肱桡肌与拇长展肌腱之间。

足三里：在小腿前外侧，犊鼻下 3 寸，距胫骨前缘 1 横指（中指）。

血海：屈膝，在髌骨底内侧缘上 2 寸，股四头肌内侧头的隆起处。

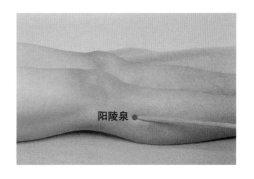

阳陵泉

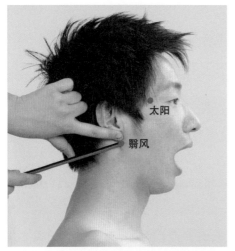

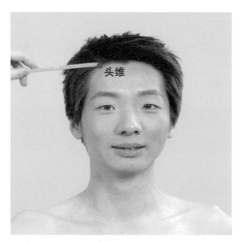

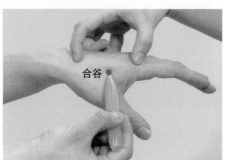

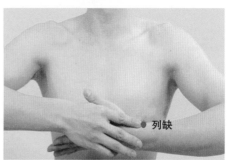

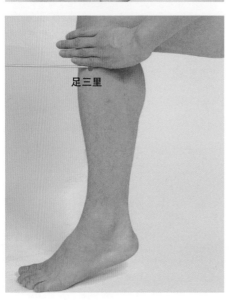

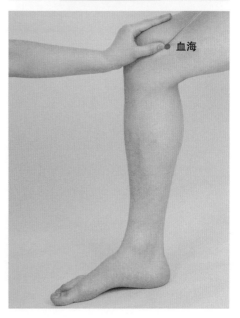

———————— 操作方法 ————————

补泻兼施。在需刮痧部位涂抹适量刮痧油，先点揉头部翳风、头维、太阳3穴，各5分钟，手法不宜过重。然后刮前臂合谷、列缺穴，重刮，可用刮板角部刮拭。再刮下肢，从阳陵泉至足三里，宜用刮板角部重挂，30次，出痧为度。最后重刮血海，宜用刮板角部重挂，30次，出痧为度。

注意事项

刮痧治疗对缓解头痛症状效果良好，但引发头痛的因素复杂多样，若多次治疗无效或症状加重，应考虑有其他病变因素，需到医院查治，以免延误病情。

病例

孙某，女，25岁。患者起病于产后与丈夫吵架后，左侧头额部胀痛，胁肋胀满，不欲饮食，诊断为血管神经性头痛。治疗后症状缓解，但自觉恢复不理想而来院诊治。患者自诉近半年来，每至劳累后头痛加剧，并呈搏动性疼痛，有时在半小时左右达高峰。伴有面色苍白，食少纳呆，颜面水肿，血压110/78mmHg，血尿常规、脑电图、CT检查均正常。舌淡红，苔薄白，脉弦细。取翳风、头维、太阳、合谷、列缺、阳陵泉、足三里、血海穴，在涂抹刮痧油之后，行刮痧治疗，每周2次。1周后疼痛明显减轻，颜面水肿消退，饮食渐增。继续治疗，并嘱加强头部按摩活动，6周后诸症皆除而痊愈。

中　暑

中暑是夏季在烈日或高温环境下劳动、生活或活动，因暑热侵袭，致邪热内郁，体温调节功能失常而发生的急性病变。根据不同临床表现可分为阴暑、阳暑，若头晕、头痛、心烦、呕恶者称"伤暑"；猝然昏倒者称"暑厥"；兼见抽搐者称"暑风"。

中暑先驱症状有全身软弱、乏力、头昏、头痛、恶心、出汗减少。继而体温迅速上升，出现嗜睡、谵妄或昏迷。皮肤干燥、灼热、无汗，呈潮红或苍白；周围循环衰竭时呈紫绀。脉搏快，脉压增宽，血压偏低，可有心律失常。呼吸快而浅，后期呈潮式呼吸。四肢和全身肌肉可有抽搐。瞳孔缩小，后期扩大，对光反应迟钝或消失。严重患者出现休克、心力衰竭、肺水肿、脑水肿，或肝肾功能衰竭、弥散性血管内凝血。

症状

本证在临床上分轻重两型，表现各不相同。轻者表现为头昏头痛，心烦胸闷，口渴多饮，面红为阳暑；若见精神疲惫，肢体困倦，胸闷不畅，为阴暑。而重者则见壮热无汗，肌肤灼热，面红目赤，口唇干燥，神志昏迷，手足痉挛或抽搐。

治法

【选穴】合谷、风府、哑门、背部膀胱经、内关。

放痧穴：大椎。

【定位】

合谷： 在手背，第1、第2掌骨间，第2掌骨桡侧的中点处。

风府： 后发际正中直上1寸，枕外隆凸直下凹陷中。

哑门： 在项部，后发际正中直上0.5寸，第1颈椎棘突下凹陷处。

大椎： 在正中线上，第7颈椎棘突下凹陷中。

背部膀胱经： 在背部，后正中线旁开1.5寸和旁开3寸。

内关： 在前臂正中，腕横纹上2寸，桡侧腕屈肌腱与掌长肌腱之间。

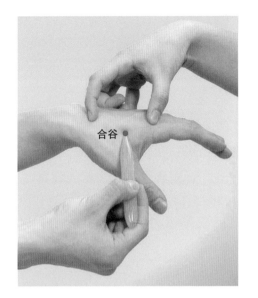

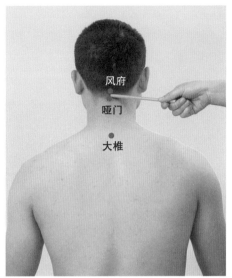

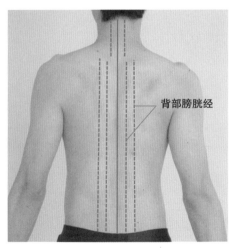

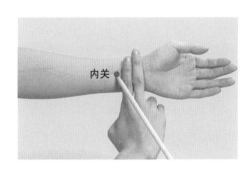

───────── **操作方法** ─────────

　　补泻兼施。在需刮痧部位涂抹适量刮痧油。先刮颈后部，从风府至哑门，由上至下，宜用刮板角部，30次，出痧为度。大椎放痧，针刺前先推按被刺部位，使血液积聚于针刺部位，经常规消毒后，左手拇、食、中三指夹紧被刺部位或穴位，右手持针，对准穴位迅速刺入，随即将针退出，轻轻挤压针孔周围，使少量出血，然后用消毒棉球按压针孔。然后刮拭背部膀胱经穴，用刮板角部由上至下刮拭，30次，出痧。最后分别刮上肢内侧内关和手背部合谷，各30次，出痧为度。

病例

郑某，男，48岁。在工地施工中，突觉乏力、头昏、头痛、恶心，而后突然昏厥，被工友送至医院。入院后检查，脉搏102次/分，血压100/60mmHg，呼吸快而浅，瞳孔扩大，对光反应迟钝。取风府、哑门、足太阳膀胱经背部穴位、合谷、内关行刮痧治疗，并予大椎放痧。1小时后测血压110/70mmHg，对光反射恢复，神志清醒。

颈椎病

颈椎病是一种慢性、复发性的疾病，在生理退行性变化过程中，因某些创伤及劳损因素，使颈椎逐渐发生一系列解剖病理变化，从而引起颈神经根椎体周围软组织、颈脊髓受刺激或压迫，出现以颈项、肩臂、肩胛上背、上胸壁及上肢疼痛或麻痛等症状。颈椎病的临床表现较复杂，根据组织结构及症状不同，分为6种类型：颈型、神经根型、脊髓型、椎动脉型、交感神经型及混合型。以前两者最为常见。

（1）颈型颈椎病：颈项疼痛常常是其首发症状。时轻时重，可持续数月至数年。多由于睡眠时头颈部位置不当，受寒或体力活动时颈部突然扭转而诱发，呈持续性酸痛或钻痛，头部活动时加重，可向肩背部及头后上肢扩散，疼痛伴有颈部僵硬感，转动时颈部可发生响声。检查颈部有明显的压痛，无神经功能障碍表现，X线检查常显示弯曲度改变。

（2）神经根型颈椎病：神经根型颈椎病主要发于中、老年人，发生率仅次于颈型。主要是颈椎、椎间孔、邻近组织粘连，关节错位等病变使神经受压刺激所致，其中以第5～7颈神经受累多见。其症状是受累一侧单根或几根神经根由颈部向肩、上臂、前臂及手部呈电击样放射，常为钻痛或刀割样痛，多数还可表现患侧上肢沉重无力、麻木等，病程较长者可发生肌肉萎缩，咳嗽、打喷嚏、头颈过伸或过屈等活动诱发加剧。检查患者颈项强硬，活动受限，颈生理前凸变小，颈部有多处压痛点，最有诊断意义的是相应颈椎两侧有放射性压痛。压头试验、上举试验、臂丛神经牵拉试验常为阳性，X线检查示颈椎生理前凸减小或消失，椎间隙变窄，钩椎关节骨刺，椎间孔缩小，少数有椎体或关节脱位等改变。本病临床分为风寒阻络与气血瘀滞2型。

风寒阻络

症状

以颈项僵硬伴肩背上肢疼痛，畏寒无汗，舌淡苔白为典型症状。

治法

【选穴】风池、肩井、天柱、大椎、昆仑。

【定位】

风池：在项部，枕骨之下，与风府相平，胸锁乳突肌与斜方肌上端之间的凹陷处。

肩井：在肩部，大椎与肩峰端连线的中点上。

天柱：后发际正中直上 0.5 寸，旁开 1.3 寸，斜方肌外缘凹陷中。

大椎：在后正中线上，第 7 颈椎棘突下凹陷中。

昆仑：在外踝后方，外踝尖与跟腱之间的凹陷处。

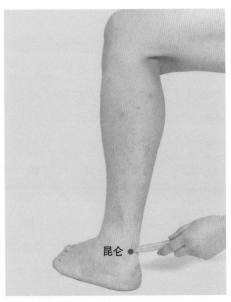

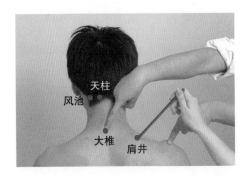

—————— 操作方法 ——————

用泻法。在需刮痧部位涂抹适量刮痧油，先刮肩颈部的风池、肩井、天柱、大椎，再刮足部昆仑。由于肩部肌肉丰富，用力宜重，从风池到肩井，应一次到位，中间不要停顿。然后刮颈后天柱至大椎，分别由两侧向大椎穴刮拭，用力要轻柔，不可用力过重，可用刮板棱角刮拭，以出痧为度。最后刮足部外侧昆仑，重刮，30 次，出痧为度。

气血瘀滞

症状

以颈项僵硬伴肩背上肢疼痛，胸闷心悸，舌质黯为典型症状。

治法

【选穴】风池、肩井、天柱、大椎、膈俞、昆仑、血海、三阴交。

【定位】

风池： 在项部，枕骨之下，与风府相平，胸锁乳突肌与斜方肌上端之间的凹陷处。

肩井： 在肩上，前直乳中，大椎穴与肩峰端连线的中点上。

天柱： 后发际正中直上 0.5 寸，旁开 1.3 寸，斜方肌外缘凹陷中。

大椎： 在后正中线上，第 7 颈椎棘突下凹陷中。

膈俞： 在背部，第 7 胸椎棘突下，旁开 1.5 寸。

昆仑： 在外踝后方，外踝尖与跟腱之间的凹陷处。

血海： 屈膝，在髌骨底内侧缘上 2 寸，股四头肌内侧头的隆起处。

三阴交： 在小腿内侧，足内踝尖直上 3 寸，胫骨后缘。

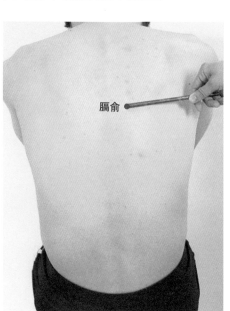

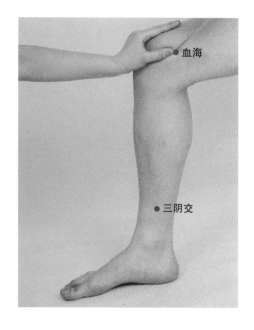

—— 操作方法 ——

用泻法。在需刮痧部位涂抹适量刮痧油，从风池一直到肩井，用力宜重，应一次到位，中间不要停顿。然后刮颈后天柱至大椎，分别由肩部两侧向大椎刮拭，用力要轻柔，不可用力过重，可用刮板棱角刮拭，以出痧为度。刮背部膈俞，宜用刮板角部由上至下重刮，30次，以出痧为度。最后刮足部外侧昆仑和下肢内侧三阴交，重刮，各30次，出痧为度。

注意事项

（1）减少低头伏案工作时间，常抬头活动肩颈部。

（2）睡觉时枕头的高度要适合，注意肩颈部的保暖。

（3）刮痧治疗时要配合推拿，加强肩颈部的功能锻炼。

病例

王某，男，45岁。因颈项不适、双上肢麻木、双下肢无力、走路不稳来诊。体格检查：颈部活动僵硬，第5颈椎和第6颈椎棘突压痛，双上肢肌张力增高，感觉减退，双下肢肌张力增高，腱反射亢进，病理反射阳性，下肢痛温觉降低。MRI示：第5颈椎和第6颈椎椎间盘突出，脊髓受压变形。住院后医生给予颈托固定、床头牵引等综合治疗，并予以风池、肩井、天柱、大椎、昆仑、血海、膈俞、三阴交行刮痧治疗。治疗3个月，康复出院。

落 枕

落枕为单纯性肌肉痉挛，一年四季均可发生，是由于睡眠时颈部位置不当，或因负重颈部扭转或风寒侵袭项背，局部脉络受损，经气不调所致。以单纯性颈项强痛、活动受限为主要临床表现。落枕的临床表现为晨起突感颈后部、上背部疼痛不适，以一侧为多，或两侧俱痛，或一侧重，一侧轻。多数患者可回想到昨夜睡眠位置欠佳，或有受凉等因素。由于疼痛，颈项活动欠利，不能自由旋转，严重者俯仰也有困难，甚至头部强直于异常位置，使头偏向病侧。检查时颈部肌肉有触痛，浅层肌肉有痉挛、僵硬，摸起来有"条索感"。

症状

气滞血瘀型落枕临床表现为晨起颈项疼痛、活动不利，活动时患侧疼痛加剧，头部歪向病侧，舌脉如常人；风寒外袭型则表现为颈部疼痛、头转侧受限，并伴恶风、微发热、头痛等，舌淡，苔薄白。

治法

【选穴】大椎、天柱、肩外俞、悬钟、后溪、列缺、阿是穴。

【定位】

大椎：在后正中线，第7颈椎棘突下凹陷中。

天柱：后发际正中直上0.5寸，旁开1.3寸，斜方肌外缘凹陷中。

肩外俞：在背部，第1胸椎棘突下，旁开3寸。

悬钟：在小腿外侧，外踝尖上3寸，腓骨前缘。

后溪：微握拳，在第5指掌关节后尺侧的远侧掌横纹头赤白肉际处。

列缺：在桡骨茎突上方，腕横纹上1.5寸，肱桡肌与拇长展肌腱之间。

阿是穴：即压痛点。

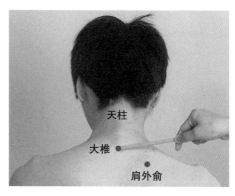

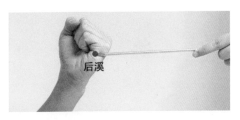

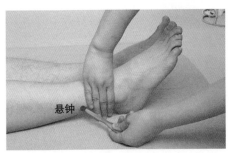

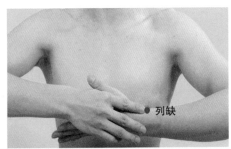

操作方法

用泻法。在需刮痧部位涂抹适量刮痧油。先刮颈后大椎，由上至下，用力要轻柔，不可用力过重，可用刮板棱角刮拭。然后刮天柱至肩外俞，两侧都要刮拭，用力要轻柔，不可用力过重，可用刮板棱角刮拭。之后刮后溪和列缺，用力宜重，出痧。最后刮下肢外侧的悬钟，重刮，30次，出痧为度。

注意事项

（1）劳逸结合，枕头的高低软硬要适宜，并注意肩颈部的保暖。

（2）刮痧治疗落枕效果显著，配合推拿治疗更佳。

病例

席某，男，31岁。患者晨起颈项不舒服，转头时疼痛。颈项强直，不得转侧。取大椎、天柱、肩外俞、悬钟、后溪、列缺、阿是穴，在涂抹刮痧油之后，行刮痧治疗，治疗1次后患者症状即消除。

肩周炎

肩周炎是指肩关节囊和周围软组织的一种退行性、慢性的病理变化。以肩周围疼痛、活动功能障碍为主要表现，其名称较多，如本病好发于50岁左右患者而称"五十肩"；因患者局部常畏寒怕冷，且功能活动明显受限，形同冰冷而固结，故称"冻结肩"；此外还有漏肩风、肩凝症等称谓。肩周炎的发病特点为慢性过程。初期为炎症期，肩部疼痛难忍，尤以夜间为甚。睡觉时常因肩部怕压而取特定卧位，翻身困难，疼痛不止，不能入睡。如果初期治疗不当，将逐渐发展为肩关节活动受限，不能上举，呈冻结状。常影响日常生活，吃饭穿衣、洗脸梳头均感困难。严重时生活不能自理，肩臂局部肌肉也会萎缩，患者极为痛苦。本病临床分为风寒阻络与气血瘀滞2型。

风寒阻络

症状

以肩部窜痛，遇风寒痛增，畏风恶寒为主要症状。

治法

【选穴】阿是穴、肩髃、肩贞、臂臑、曲池、外关、手三里。

【定位】

阿是穴：即压痛点。

肩髃：在肩部，三角肌上，臂外展，或向前平伸时，肩峰前下方凹陷处。

肩贞：在肩关节后下方，臂内收时，腋后纹头上1寸。

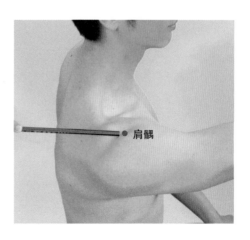

肩髃

臂臑：在臂外侧，三角肌止点处，曲池与肩髎连线上，曲池上 7 寸。

曲池：在肘横纹外侧端，屈肘，尺泽与肱骨外上髁连线中点。

外关：在手背腕横纹上 2 寸，尺桡骨之间，阳池与肘尖的连线上。

手三里：在前臂背面桡侧，阳溪与曲池连线上，肘横纹下 2 寸。

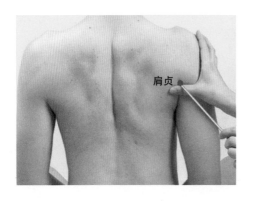

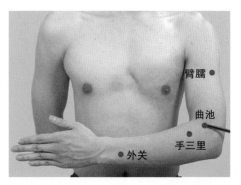

— 操作方法 —

用泻法。在需刮痧部位涂抹适量刮痧油。刮拭肩部时，遇关节部位不可强力重刮，先分别刮拭肩髎、肩贞，宜用刮板角部，出痧为度。再刮上臂三角肌下臂臑，宜重刮，由上向下刮。最后刮上臂外侧，由曲池，经手三里至外关，由上至下，用刮板角部刮拭，中间不停顿，30 次，出痧。

气血瘀滞

症状

以肩部肿胀，疼痛拒按，夜间为甚，舌黯或有瘀斑为主要症状。

治法

【选穴】阿是穴、肩髎、肩髎、阳陵泉。

【定位】

阿是穴：即压痛点。

肩髎：在肩部，三角肌上，臂外展，或向前平伸时，肩峰前下方凹陷处。

肩髎：在肩部，肩髎后方，肩关节外展时于肩峰后下方呈现的凹陷处。

阳陵泉：在小腿外侧，腓骨头前

下方凹陷处。

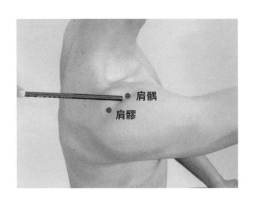

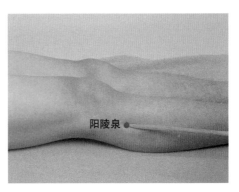

———————— 操作方法 ————————

泻法。在需刮痧部位涂抹适量刮痧油。刮拭肩部时，遇关节部位不可强力重刮，先分别刮拭肩髃、肩髎、阿是穴，宜用刮板角部，出痧为度。最后刮下肢外侧阳陵泉，由上至下，用刮板角部重刮，30次，出痧。

注意事项

（1）刮痧治疗肩周炎有较好的疗效，同时配合推拿和针灸可缩短疗程。

（2）治疗期间要注意肩背部的保暖，积极开展肩背部的功能锻炼。

病例

康某，男，39岁。患者左肩部疼痛、活动受限5月余。主因长期伏案工作，出现左肩部疼痛，昼轻夜重，劳则加重，严重影响工作、生活。体格检查：左肩关节外展20°，上举70°，后伸5°。颈椎功能活动度前屈35°，后伸30°，左侧屈30°，右侧屈45°，左旋60°，右旋70°。C3～C6椎旁压痛，左侧（＋），C2～C6横突压痛，左侧（＋）。左侧肱二头肌长头肌腱、肱骨结节间沟压痛（＋），三角肌压痛（＋），左侧肩胛冈上肌、冈下肌、菱形肌压痛（＋），椎间孔挤压试验左侧（＋），引颈试验（＋），臂丛神经牵拉试验左侧（＋），腱反射存在，病理征未引出。颈椎X线片见颈椎生理曲度反张，C4/5、C5/6椎间隙变窄，C3～C7可见"双突""双边"影。取肩髃、肩髎、肩前俞、阿是穴、阳陵泉，在涂抹刮痧油之后，行刮痧治疗，每周2次。第一次治疗后，患者疼痛即减轻，左肩关节活动改善。治疗1个月后，患者左肩疼痛基本解除，关节活动范围恢复正常，痊愈出院。

网球肘

网球肘又称肱骨外上髁炎，是以肘部疼痛、关节活动障碍为主症的疾病，属"伤筋"范畴，多由慢性劳损所致。因为这种病是网球运动员最易患的软组织病变，所以人们把它称为"网球肘"。经常从事网球、羽毛球、乒乓球运动的人易患此病，症状是肘部疼痛及前臂放射性疼痛，严重时甚至不能持物。网球肘并非网球运动员的"专利"，只要是反复用力活动前臂的人都可发病，如羽毛球运动员、乒乓球运动员以及理发师、电脑一族、建筑工人、钳工、家庭主妇等。另外，种菜、插秧、手洗衣服、揉面等也可能引起网球肘。网球肘常见于中青年人。可由用力不当突然诱发，但多属缓慢起病，逐渐出现方向性疼痛，如端茶壶倒水、扫地、拧毛衣等动作，均可出现症状或使疼痛加重。病情较轻时症状时隐时现，经数月自然痊愈。病情较重者，可反复发作，疼痛为持续性，手臂无力，甚至持物掉落，在前臂旋前伸肘时，也常因疼痛而使活动受限，有时疼痛向前臂放射，临床症状不稳定。

症状

起病缓慢，常反复发作，无明显外伤史，自觉肘关节酸痛无力，疼痛每可牵及肘尖，肘内外侧及前臂局部肿胀不明显。肱骨内上髁、肱骨外上髁或尺骨鹰嘴处出现压痛，关节活动正常，肘关节抗阻力试验阳性。

治法

【选穴】阿是穴、曲池、肘髎、手三里、合谷。

【定位】

阿是穴：即压痛点。

曲池：在肘横纹外侧端，屈肘，尺泽与肱骨外上髁连线中点。

肘髎：在臂外侧，屈肘，曲池上方1寸，肱骨边缘处。

手三里：在前臂背面桡侧，阳溪与曲池连线上，肘横纹下2寸。

合谷：在手背，第1、第2掌骨间，第2掌骨桡侧的中点处。

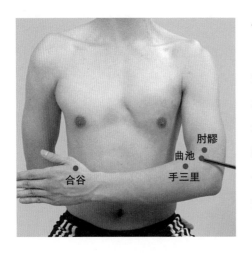

——— **操作方法** ———

　　用泻法，阿是穴放痧。治疗时充分暴露患侧上肢，在肱骨外上髁至腕关节之间找到压痛点，以此点为中心进行刮痧治疗。先在刮痧部位涂抹刮痧介质，然后依次刮拭曲池、肘髎、手三里、合谷，用力要求持续均匀，透筋着骨，刮出片状或不规则斑点状紫红色痧点，以患者能忍受为度。最后选择阿是穴放痧，针刺前先推按被刺部位，使血液积聚于针刺部位，经常规消毒后，左手拇、食、中三指夹紧被刺部位或穴位，右手持针，对准穴位迅速刺入，随即将针退出，轻轻挤压针孔周围，使少量出血，然后用消毒棉球按压针孔。刮痧介质可选用红花油或凡士林。每日治疗1次，一般1～3次可愈。

注意事项

　　（1）治疗期间尽量减少肘部活动，勿提拿重物，睡眠时注意臂部和肘部的防寒保暖。

　　（2）可配合推拿和敷贴疗法，效果尤佳。

病例

　　黎某，男，40岁。右肘关节外侧疼痛反复发作2个月。用力握持物品，端、提重物时疼痛明显，拧毛巾困难，并向右上臂、前臂放射，经多次针灸封闭治疗无效。右肱骨外上髁局部压痛，伸肌腱牵拉试验阳性。取阿是穴、曲池、肘髎、手三里、合谷，在涂抹刮痧油之后，行刮痧治疗。并选取阿是穴予以放痧治疗，每日1次。5日后患者肘部疼痛消失。

足跟痛

足跟痛多发于中、老年人，轻者走路、久站才出现疼痛；重者足跟肿胀，不能站立或行走，平卧时亦有持续酸胀或针刺、灼热样疼痛，疼痛甚至涉及小腿后侧。足跟痛临床表现为早晨起床后站立时疼痛较重，行走片刻后疼痛减轻，但行走过久后疼痛加重。局部检查无红肿，在跟骨跖面的跟骨结节压痛或可触及骨性隆起。X线摄片示足跟底部有骨质增生。

症状

本病多见于中老年人，轻者走路、久站才出现疼痛，重者足跟肿胀，不能站立或行走，常伴有腰膝酸软、神疲倦怠、肢冷等症状。

治法

【选穴】阿是穴、昆仑、解溪、申脉、照海、太溪。

【定位】

阿是穴：即压痛点。

昆仑：在外踝后方，外踝尖与跟腱之间的凹陷处。

解溪：在足背踝关节横纹中央凹陷处，拇长伸肌腱与趾长伸肌腱之间。

申脉：在足外侧部，外踝直下方凹陷中。

照海：在内踝尖下方凹陷处。

太溪：在内踝后方，内踝尖与跟腱之间的中点凹陷处。

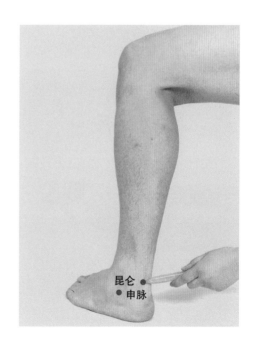

昆仑
● 申脉

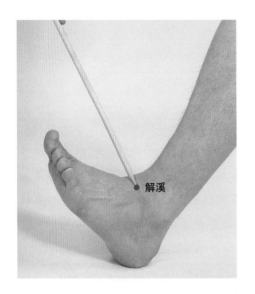
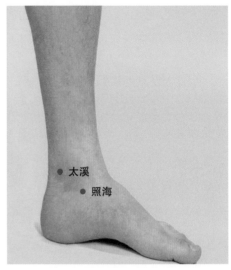

解溪

太溪
照海

———————— 操作方法 ————————

　　用补法。在需刮痧部位涂抹适量刮痧油，先刮足部内侧的照海穴，宜用刮板角部，自上而下来回刮动，至皮肤发红、皮下紫色痧、斑痧痕形成为止。然后继续刮拭足部昆仑、解溪、太溪、申脉，自上而下来回刮动，至皮肤发红、皮下紫色痧斑痧痕形成为止。最后刮拭足部阿是穴，出痧为度。

注意事项

　　急性足跟痛应卧床休息，缓解后也应减少行走、站立和负重，宜穿软底鞋，每天睡前用热水泡脚30分钟。

病例

　　李某，女，51岁，因"左足痛30年，左髋部痛1个月"来诊。行走后加重，双髋畏风，休息后左足起步困难。诊断为左髋关节炎，左侧跟痛，风湿病。取昆仑、解溪、申脉、照海、太溪、阿是穴，在涂抹刮痧油之后，行刮痧治疗，每周2次。治疗半个月后左足跟痛明显缓解。

遗 精

遗精是指在无性生活状态下发生的精液遗泄，有梦而遗者称梦遗，无梦而遗，甚至清醒时精液流出者，称为滑精。正常未婚男子或婚后夫妻分居者，每月遗精 1～2 次或偶尔稍多，属正常生理现象。若未婚成年男子遗精次数频繁，每周 2 次以上，或已婚有正常性生活而经常遗精，则属于病理状态。

遗精以非性交时发生精液遗泄为主要特征，有梦遗、滑精的区别。梦遗为夜间有淫梦，精随梦泄；滑精为无梦而滑泄，甚或清醒时精液自流，或有所思慕而精液自流，或见色而精液自流。梦遗和滑精均有各自的特征，相比较而言，梦遗病轻，滑精病重。患者多伴有头昏失眠、精神萎靡、腰腿酸软等症状。

梦 遗

症状

以心烦不寐、梦中遗精阳兴不举、头晕目眩、心悸健忘为主要症状。

治法

【选穴】太溪、关元、神门、三阴交。

【定位】

太溪：在内踝后方，内踝尖与跟腱之间的中点凹陷处。

关元：在下腹部，脐下 3 寸处。

神门：腕横纹尺侧端，尺侧腕屈肌腱的桡侧凹陷处。

三阴交：在小腿内侧，足内踝尖上 3 寸，胫骨内侧缘后方。

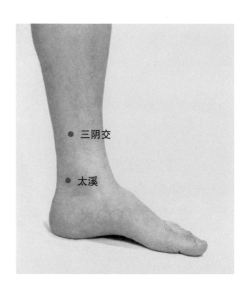

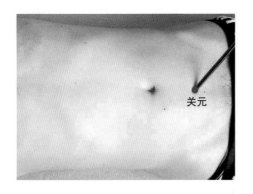

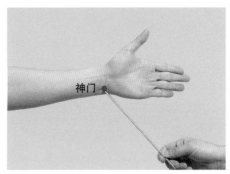

——— 操作方法 ———

补泻兼施。在需刮痧部位涂抹适量刮痧油，先刮腹部关元，再刮前臂神门，然后刮下肢内侧三阴交，最后刮太溪。腹部关元，不宜重刮，自上而下来回刮动，至皮肤发红、皮下紫色痧斑痧痕形成为止。神门不宜重刮，自上而下来回刮动，至皮肤发红、皮下紫色痧斑痧痕形成为止。下肢内侧三阴交，重刮 30 次，出痧为度。足部太溪，用刮板角部，重刮 30 次，出痧为度。

滑　精

症状

以遇思虑或劳累而发作，头晕失眠、心悸健忘、面黄神倦为主要症状。

治法

【选穴】心俞、脾俞、肾俞、关元、足三里、三阴交。

【定位】

心俞：在背部，第 5 胸椎棘突下，旁开 1.5 寸。

脾俞：在背部，第 11 胸椎棘突下，旁开 1.5 寸。

肾俞：在腰部，第 2 腰椎棘突下，旁开 1.5 寸。

关元：在下腹部，脐下 3 寸处。

足三里：在小腿前外侧，犊鼻下 3 寸，胫骨外侧 1 横指处。

三阴交：在小腿内侧，足内踝尖上 3 寸，胫骨内侧缘后方。

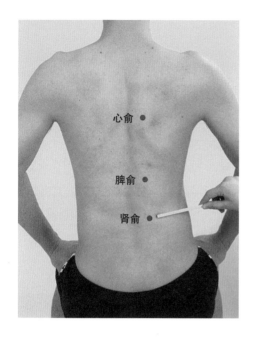
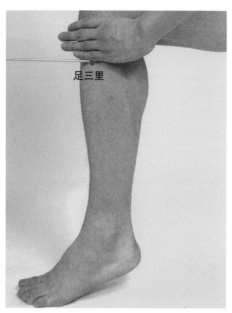

────── **操作方法** ──────

　　用补法。在需刮痧部位涂抹适量刮痧油，先刮拭背部，从心俞经脾俞至肾俞，宜重刮，自上而下来回刮动，至皮肤发红、皮下紫色痧斑痧痕形成为止。然后刮拭腹部关元，不宜重刮，自上而下来回刮动，至皮肤发红、皮下紫色痧斑痧痕形成为止。最后重刮下肢内侧三阴交和外侧足三里，各30次，出痧。

注意事项

　　（1）积极查治引发本病的其他疾病，由某些器质性疾病引起的遗精，应同时治疗原发病。

　　（2）调适情志，惜精养身，戒除手淫。

　　（3）日常起居要有规律，晚餐不宜过饱，清淡饮食，加强锻炼。

病例

徐某，男，39岁。婚前因手淫而发遗精，婚后遗精如故，甚则白天清醒状态亦经常有精液自行流出。屡服中药及金锁固精丸、知柏地黄丸等皆未治愈。现症：面黄少华，腰膝酸软，失眠，多梦，梦中性交有精液射出，每周4～5次，白天亦常有精液滑出，劳累后加重。取心俞、脾俞、肾俞、关元、足三里、三阴交，在涂抹刮痧油之后，行刮痧治疗，每周2次。4周后，诸症减轻，8周后病告痊愈。

早 泄

早泄指性交时间极短即行射精或一触即泄的病症，严重早泄可发生在性交之前或正当进入之中。阴茎在插入阴道前或插入阴道时即出现射精是典型的早泄症状。临床上将早泄分为3级：①轻度，阴茎插入阴道，并可活动，但不足1分钟且泄精；②中度，阴茎插入阴道即泄精；③重度，阴茎未插入阴道，双方未接触或刚接触，动念即泄精。早泄的常见并发症是阳痿。

症状

因频繁手淫或婚事过早，房劳过度，肾气虚衰，封藏不固而早泄，伴有腰膝酸软，阳痿遗精。

治法

【选穴】肾俞、膀胱俞、命门、志室、关元、中极、太溪、三阴交。

【定位】

肾俞：在腰部，第2腰椎棘突下，旁开1.5寸。

膀胱俞：在骶部，骶正中嵴旁1.5寸，平第2骶后孔。

命门：在腰部，第2腰椎棘突下凹陷处。

志室：在腰部，第2腰椎棘突下，旁开3寸。

关元：在下腹部，前正中线上，脐下3寸。

中极：在下腹部，前正中线上，脐下4寸。

太溪：在内踝后方，内踝尖与跟腱之间的中点凹陷处。

三阴交：在小腿内侧，足内踝尖上3寸，胫骨内侧缘后方。

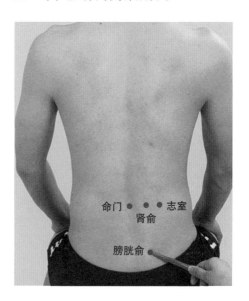

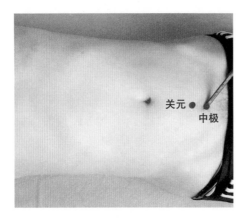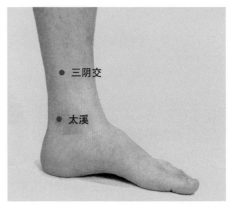

关元 ● 中极

三阴交 ● 太溪

操作方法

　　用泻法。在需刮痧部位涂抹适量刮痧油，先刮背部，从肾俞至膀胱俞，用刮板角部由上至下刮拭，30次，出痧。再分别刮拭背部命门和志室，宜重刮，自上而下来回刮动，至皮肤发红、皮下紫色痧斑痧痕形成为止。之后刮拭腹部，从关元至中极，不宜重刮，自上而下来回刮动，至皮肤发红、皮下紫色痧斑痧痕形成为止。然后重刮下肢内侧三阴交，30次，出痧。最后重刮足部太溪，用刮板角部，30次，出痧。

注意事项

　　（1）调适情志，陶冶情操，积极向上，惜精养身，节制房事，戒除手淫。

　　（2）日常起居要有规律，晚餐不宜过饱，食物宜清淡，忌辛辣刺激性食物，加强营养，适当锻炼。

　　（3）积极查治引发本病的其他疾病，由某些器质性疾病引起的早泄，应同时治疗原发病。

　　（4）治疗期间应保持充足睡眠，禁房事。

　　（5）若因精神紧张引起的早泄，夫妻双方相互配合，放松紧张情绪。

病例

黄某，男，31岁。早泄长达3年，婚前有长达8年手淫史。几年前结婚，婚后又不知节制性生活，近半年来每次性交不到半分钟即泄精，有时竟一有性交念头即射精，精液量少且不黏稠，性欲亢进，易疲劳，易感冒发热咽痛。诊见体质尚壮盛，舌鲜红而干、苔少，脉弦细数。患者平时还有喝酒习惯。取肾俞、命门、志室、关元、太溪、三阴交、中极、膀胱俞，在涂抹刮痧油之后，行刮痧治疗，每周2次。4周后，原有的未性交状态下射精行为消除，且每次同房时间均达15分钟以上，极大改善性功能。

痛 经

痛经是由情志所伤，六淫为害，导致冲任受阻；或因素体不足，胞宫失于濡养，致经期或经行前后呈周期性小腹疼痛的月经病。痛经可分为原发性痛经和继发性痛经两大类。前者指无盆腔器质性病变的痛经，多发生于青春期少女初潮后 1～2 年；后者指因盆腔炎、子宫内膜异位症、子宫腺肌病等器质性疾病引起的痛经。痛经大多开始于月经来潮或在阴道出血前数小时，常为痉挛性绞痛，历时 1.5～2 小时。在剧烈腹痛发作后，转为中等度阵发性疼痛，约持续 12～24 小时，持续 2～3 天者。疼痛部位多在下腹部，重者可放射至腰骶部或股内前侧。约有 50% 以上患者伴有胃肠道及心血管症状，如恶心、呕吐、腹泻、头晕、头痛及疲乏感，偶有晕厥及虚脱。痛经可分为虚证和实证。

实 证

症状

临床表现特点为经行不畅，少腹疼痛，如腹痛拒按，经色紫而夹血块，下血块后痛即缓解多为血瘀；胀痛连胸胁，胸闷恶寒多为气滞。

治法

【选穴】膈俞、次髎、中极、地机、血海、太冲。

【定位】

膈俞：在背部，第 7 胸椎棘突下，旁开 1.5 寸。

次髎：在骶部，髂后上棘内下方，适对第 2 骶后孔处。

中极：在下腹部，前正中线上，当脐下 4 寸。

地机：在小腿内侧，阴陵泉与三阴交的连线上，阴陵泉下 3 寸。

血海：屈膝，在髌骨底内侧缘上 2 寸，股四头肌内侧头的隆起处。

太冲：在足背侧，第 1 跖骨间隙的后方凹陷处。

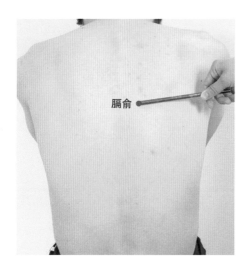

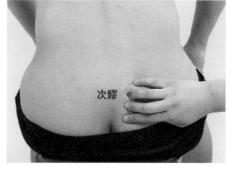

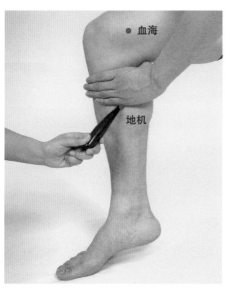

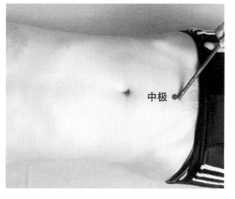

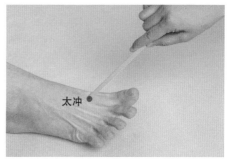

操作方法

用泻法。在需刮痧部位先涂抹适量刮痧油。①如痛经实证兼血瘀，则先刮拭背部，从膈俞刮至次髎，宜用刮板角部从上向下刮拭，应一次到位，中间不要停顿，出痧为度；再刮拭腹部中极，用刮板角部自上而下刮拭，出痧为度；然后刮下肢内侧，从血海至地机，遇关节部位不可强力重刮，由上至下，中间不宜停顿，一次刮完，至皮肤发红、皮下紫色痧斑痧痕形成为止。②如痛经实证兼气滞，则先刮拭腰骶部次髎，宜用刮板角部从上向下刮拭，出痧为度；然后由第 6 肋间，从正中线由内向外刮，先左后右，用刮板整个边缘由内向外沿肋骨走向刮拭；再刮拭腹部正中线中极穴，用刮板角部自上而下刮拭，出痧为度；最后刮下肢内侧地机和足背部太冲，各 30 次，出痧为度。

虚　证

症状

临床表现特点为腹痛多在经净后，痛势绵绵不休，少腹柔软喜按，恶寒，经量减少，伴腰酸膝软，纳食减少。

治法

【选穴】命门、肾俞、关元、足三里、三阴交。

【定位】

命门： 在腰部，第 2 腰椎棘突下凹陷处。

肾俞： 在腰部，第 2 腰椎棘突下，旁开 1.5 寸。

关元： 在下腹部，前正中线上，脐下 3 寸。

足三里： 在小腿前外侧，犊鼻下 3 寸，胫骨外侧约 1 横指处（中指）。

三阴交： 在小腿内侧，足内踝尖上 3 寸，胫骨内侧缘后方。

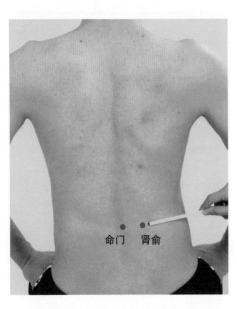

命门　肾俞

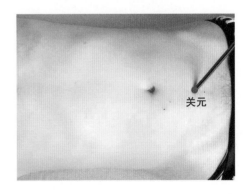

关元

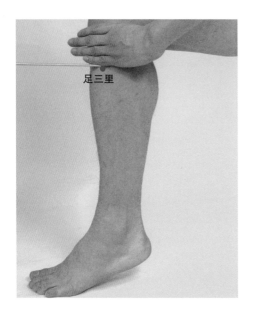

足三里

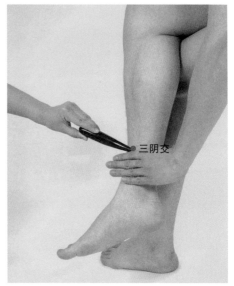

三阴交

────────── **操作方法** ──────────

　　用补法。在需刮痧部位涂抹适量刮痧油，先刮拭腰部，从命门至肾俞，由命门分别向两侧刮拭，用刮板角部刮拭，出痧为度。再刮拭腹部关元，用刮板角部自上而下刮拭，出痧为度。最后刮下肢内侧三阴交和外侧足三里，各 30 次，可不出痧。

注意事项

　　（1）本病疗程较长，一般要连续治疗 2～3 个月经周期，患者要有信心配合治疗。

　　（2）治疗期间要注意饮食的调节，忌食生冷、辛辣食物，戒烟酒，保暖防寒，保持心情舒畅，经期不宜洗冷水浴和游泳。

　　（3）要积极查治可能引发痛经的原发病症。

　　（4）精神因素可能是痛经的原因之一，青春期女生可在月经初潮前了解月经相关知识，以缓解焦虑紧张情绪。

病例

纪某，女，17岁。经期初潮时月经不调，周期短，经期长，量少色淡，四处求医，最终月经不调治愈，可又出现了另其更加痛苦难忍的痛经，每逢经期坐立难当，面色苍白，口唇发干，恶心，出虚汗，胃痛腹泻，倦怠乏力，四肢冰凉。取命门、肾俞、关元、足三里、三阴交，在涂抹刮痧油之后，行刮痧治疗，每周2次。4周后，患者经期、周期均正常，疼痛症状缓解。8周后，患者痛经症状消失。

痤 疮

　　痤疮是一种发生于毛囊与皮脂腺的慢性炎症性皮肤病，中医又称"粉刺"。初起损害多为黑头粉刺，加以挤压，可见有头部呈黑色而体部呈黄白色半透明的脂栓排出。皮疹顶端可出现小脓疱，破溃或吸收后遗留暂时性色素沉着或小凹状瘢痕。少数严重患者，除黑头粉刺、丘疹、脓疱外，尚可见有蚕豆至指甲大的炎性结节或囊肿。囊肿可化脓，形成脓肿，破溃后常形成窦道和瘢痕。各种损害大小深浅不等，往往以其中一两种损害表现为主。好发于颜面、胸背部多脂区，偶尔也发生于其他部位，对称分布，颜面中央尤其是鼻部及眼眶周围常不受侵犯。多无自觉症状，若炎症明显时则可引起疼痛及触痛。青春期后大多数患者均能自然痊愈或症状减轻。在临床上分为肺经蕴热、脾胃受损与瘀血阻滞3型。

肺经蕴热

　　痤疮多分布于鼻周。

　　【选穴】大椎、肺俞、合谷、曲池、尺泽。

　　放痧：委中。

　　【定位】

　　大椎：在后正中线，第7颈椎棘突下凹陷中。

　　肺俞：在背部，第3胸椎棘突下，旁开1.5寸。

　　合谷：在手背，第1、第2掌骨间，第2掌骨桡侧的中点处。

　　曲池：在肘横纹外侧端，屈肘，尺泽与肱骨外上髁连线中点。

　　尺泽：在肘横纹中，肱二头肌腱桡侧凹陷处。

　　委中：在腘横纹中点，股二头肌腱与半腱肌肌腱的中间。

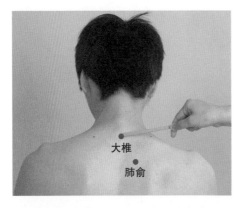

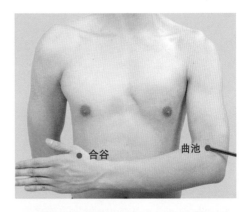

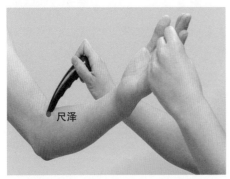

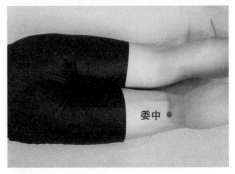

操作方法

　　用泻法。在需刮痧部位涂抹适量刮痧油。先刮大椎穴,用力要轻柔,不可用力过重,可用刮板棱角刮拭。然后刮拭背部肺俞,用刮板角部自上而下刮拭,30次,出痧为度。再分别刮上肢内侧尺泽、外侧曲池和手部合谷,至皮肤发红、皮下紫色痧斑痧痕形成为止。委中放痧,针刺前先推按被刺部位,使血液积聚于针刺部位,或直接按揉腘窝有络脉瘀血之处,经常规消毒后,左手拇、食、中三指夹紧被刺部位或穴位,右手持针,对准穴位迅速刺入,随即将针退出,轻轻挤压针孔周围,使少量出血,然后用消毒棉球按压针孔。

饮食不节，脾胃受损

除丘疹外，常以结节囊肿为主，皮肤出油较多，治愈后常留瘢痕。

治法

【选穴】丰隆、足三里、三阴交、脾俞、合谷。

【定位】

丰隆：在小腿前外侧，外踝尖上8寸，胫骨前缘外2横指处。

足三里：在小腿前外侧，犊鼻下3寸，距胫骨前缘1横指（中指）。

三阴交：在小腿内侧，足内踝尖上3寸，胫骨内侧缘后方。

脾俞：在背部，第11胸椎棘突下，旁开1.5寸。

合谷：在手背，第1、第2掌骨间，第2掌骨桡侧的中点处。

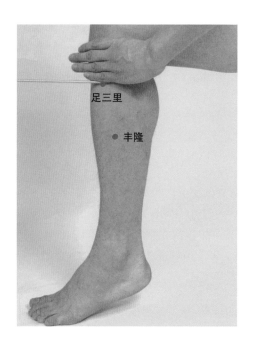

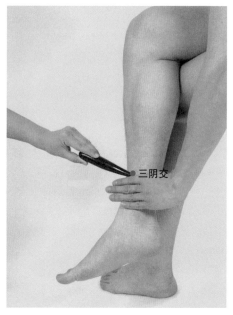

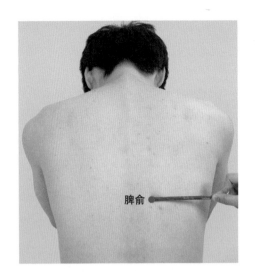

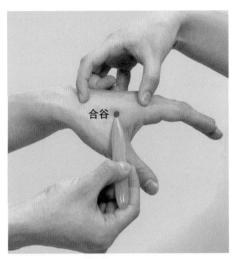

合谷

脾俞

───── **操作方法** ─────

　　在需刮痧部位涂抹适量刮痧油，先刮背部脾俞，宜用刮板角部从上向下刮拭，出痧为度。再刮手部合谷，至皮肤发红、皮下紫色痧斑痧痕形成为止。然后刮下肢内侧三阴交，至皮肤发红、皮下紫色痧斑、痧痕形成为止。最后重刮下肢外侧，从足三里至丰隆，用刮板角部，由上至下，应一次到位，中间不宜停顿，30 次，可不出痧。

瘀血阻滞

 症状

　　以口周丘疹为主，兼有黯斑。

 治法

　　【选穴】合谷、曲池、支沟、足三里、内庭、血海、三阴交。

　　【定位】

　　合谷：在手背，第 1、第 2 掌骨间，第 2 掌骨桡侧的中点处。

　　曲池：在肘横纹外侧端，屈肘，尺泽与肱骨外上髁连线中点。

　　支沟：在前臂背侧，阳池与肘尖的连线上，腕背横纹上 3 寸，尺骨与桡骨之间。

　　足三里：在小腿前外侧，犊鼻下 3 寸，胫骨外侧约 1 横指处（中指）。

内庭：在足背，第2、第3趾间缝纹端。

血海：屈膝，在髌骨底内侧缘上2寸，股四头肌内侧头的隆起处。

三阴交：在小腿内侧，足内踝尖上3寸，胫骨内侧缘后方。

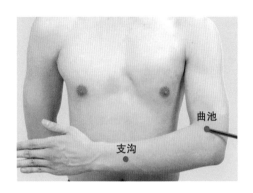

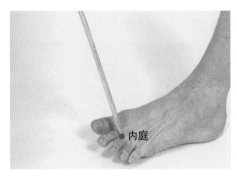

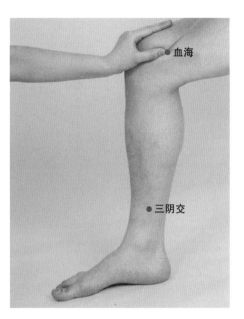

—————— 操作方法 ——————

在需刮痧部位涂抹适量刮痧油，先刮上肢外侧，从曲池至支沟和手部合谷，由上至下，中间不宜停顿，至皮肤发红、皮下紫色痧斑痧痕形成为止。再刮下肢，从血海至三阴交，遇关节部位不可强力重刮，由上至下，中间不宜停顿，一次刮完，至皮肤发红、皮下紫色痧斑痧痕形成为止。最后重刮足部内庭，用刮板角部，30次，出痧为度。

注意事项

（1）严禁用手挤压皮疹，以免引起继发感染，遗留瘢痕，有碍美容。

（2）本病以面部油脂分泌过多为特征，治疗期间应使用医用护肤品，宜用使用弱酸性洁面产品，用温水洗面，以减少油脂附着面部而堵塞毛孔。

（3）治疗期间多休息，避免过食脂肪、糖类食品，忌食辛辣刺激性食物，戒除烟酒，多食新鲜蔬菜及水果，保持大便通常。

病例

王某，女，23岁。18岁颜面始出粉刺，未经治疗，至20岁病情加重，颜面布满大小不等结节，挤之有豆渣样物排出，治疗1年余，未效。现症见：面部油腻，毛孔粗大，除鼻及眼周外，他处均见多数散在黑头粉刺及米粒至豌豆大小结节隆起，根底融合成片，肿胀紫黯，黑头粉刺挤压有豆渣样物排出，大结节挤压有稀薄脓性及血性分泌物。脉洪数有力，舌淡、苔微黄而腻。大便较干。让患者洗净面部，常规面部消毒，用痤疮挑挤器挑破黑头粉刺及隆起结节，挤出豆渣样物及脓血性分泌物后，取合谷、曲池、足三里、三阴交、血海、内庭、支沟，在涂抹刮痧油之后，行刮痧治疗，每周2次。治疗4周后痊愈，无明显瘢痕和色素沉着，皮肤细嫩。随访未复发。

黄褐斑

黄褐斑是发生于面部的淡褐色或褐色斑，为一种常见的色素沉着性皮肤病，多见于女性。临床表现为对称发生于颜面，损害为黄褐色或深褐色片状色素沉着，边缘一般明显，形状不规则，尤以两颊、额部、鼻、唇等处多见。日光照射可促发本病或使其加重。呈慢性过程，患者常无自觉症状。本病相当于中医的"肝斑""蝌黑斑"，常分为肝郁气滞、肝肾不足2种类型。

肝郁气滞

症状

面部色斑伴有情志抑郁或易怒、口苦、口干便秘。

治法

【选穴】面部色斑、大椎、肺俞、心俞、膈俞、肝俞、胆俞、脾俞、肾俞、阳陵泉、太冲。

【定位】

大椎：在后正中线，第7颈椎棘突下凹陷中。

肺俞：在背部，第3胸椎棘突下，旁开1.5寸。

心俞：在背部，第5胸椎棘突下，旁开1.5寸。

膈俞：在背部，第7胸椎棘突下，旁开1.5寸。

肝俞：在背部，第9胸椎棘突下，旁开1.5寸。

胆俞：在背部，第10胸椎棘突下，旁开1.5寸。

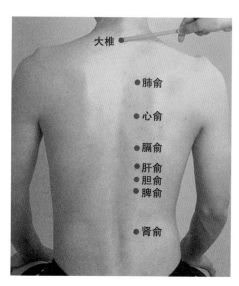

脾俞：在背部，第 11 胸椎棘突下，旁开 1.5 寸。

肾俞：在腰部，第 2 腰椎棘突下，旁开 1.5 寸。

阳陵泉：在小腿外侧，腓骨头前下方凹陷处。

太冲：在足背侧，第 1 跖骨间隙的后方凹陷处。

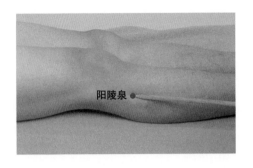

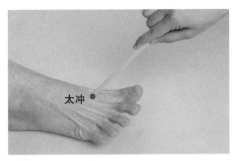

———— **操作方法** ————

用泻法。在需刮痧部位涂抹适量刮痧油，先刮面部色斑部位，面部出痧影响美观，因此手法要轻柔，以不出痧为度；且面部不需涂抹活血剂，忌用重力大面积刮拭，方向由内向外按肌肉走向刮拭，可每天 1 次。再刮大椎，用力要轻柔，不可用力过重，可用刮板棱角刮拭，以出痧为度。然后刮背部肺俞至肾俞，由上至下，一次到位，至皮肤发红、皮下紫色痧斑痧痕形成为止。最后重刮下肢外侧阳陵泉和足部太冲，用刮板角部，重刮，各 30 次，出痧。

肝肾不足

面部色斑伴腰膝酸软，倦怠乏力，手足心热，夜间加重。

【选穴】大椎、肺俞、心俞、膈俞、肝俞、胆俞、脾俞、肾俞、三阴交、太溪。

【定位】

大椎：在后正中线，第 7 颈椎棘突下凹陷中。

肺俞：在背部，第 3 胸椎棘突下，旁开 1.5 寸。

心俞：在背部，第 5 胸椎棘突

下，旁开 1.5 寸。

膈俞： 在背部，第 7 胸椎棘突下，旁开 1.5 寸。

肝俞： 在背部，第 9 胸椎棘突下，旁开 1.5 寸。

胆俞： 在背部，第 10 胸椎棘突下，旁开 1.5 寸。

脾俞： 在背部，第 11 胸椎棘突下，旁开 1.5 寸。

肾俞： 在腰部，第 2 腰椎棘突下，旁开 1.5 寸。

三阴交： 在小腿内侧，内踝尖直上 3 寸，胫骨后缘。

太溪： 在内踝后方，内踝尖与跟腱之间的中点凹陷处。

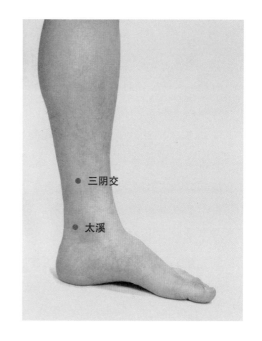

—— **操作方法** ——

用补法。在需刮痧部位涂抹适量刮痧油，先刮面部色斑部位，面部出痧影响美观，因此手法要轻柔，以不出痧为度；且面部不需涂抹活血剂，忌用重力大面积刮拭，方向由内向外按肌肉走向刮拭，可每天 1 次。再刮大椎，用力要轻柔，不可用力过重，可用刮板棱角刮拭，以出痧为度。然后刮背部，从肺俞至肾俞，由上至下，一次到位，至皮肤发红、皮下紫色痧斑痧痕形成为止。最后重刮下肢内侧三阴交和足部太溪，用刮板角部，重刮，各 30 次，出痧为度。

注意事项

（1）治疗期间应注意防晒，做好皮肤保湿。

（2）保证充足的睡眠，戒烟、戒酒。

（3）日常饮食中，可常吃一些富含维生素 C 的食物。

病例

郑某，女，32岁。面颊出现黄褐斑4年，4年前妊娠后黄褐斑一直未退，面颊、鼻部及口唇部均有褐色素沉着。每至月经前，色斑加深，月经后变浅，经西药、维生素类药物及滋补肝肾中药治疗后效果不显，要求刮痧治疗。视其面颊、鼻柱、眉上及口唇部呈黄褐色蝶翼状斑，面颊与鼻柱表面被有灰垢。伴腰膝酸软无力，身体赢瘦。舌红苔少，脉沉细。（1）刮背部：持刮痧板与皮肤呈45°角斜向下，涂活血剂。①督脉：重点刮大椎、灵台、命门；②膀胱经：重点刮肺俞、心俞、膈俞、肝俞、胆俞、脾俞、肾俞。从上至下拉长刮20～30次。（2）辨证循经刮：气滞血瘀证取肝经、脾经、督脉，重点刮血海、三阴交、太冲、膈俞；肝肾阴虚证取肝经、肾经、任脉、督脉，重点刮太冲、太溪、关元、气海、肝俞、肾俞、命门。（3）局部刮：前额从前正中线向左右两边外刮30下；从人中向左右各横刮；从承浆向左右两边斜向上到太阳穴；从太阳入发际推向耳上方。病变在眼周围者，晴明→攒竹、鱼腰→瞳子髎、太阳，轻微按压刮，黄褐斑处可稍加重些。隔天1次，10天为1个疗程。第1个疗程后色素斑已渐浅，两个疗程后色素斑消退，后又刮3次以巩固疗效。

麦粒肿

麦粒肿是感受外邪，眼睑边缘生小硬结，红肿疼痛，形似麦粒，易于溃脓的眼病。又名"针眼""偷针""土疳"，多生于单侧眼，且有惯发性，患者青年较多见。

麦粒肿初起有眼睑痒、痛、胀等不适感觉，之后以疼痛为主，少数患者能自行消退，大多数患者逐渐加重。检查见患处皮肤红肿，触摸有绿豆至黄豆大小结节，并有压痛。如果病变发生在近外眼角处，肿胀和疼痛更加明显，并伴有附近球结膜水肿。部分患者在炎症高峰时伴有恶寒发热、头痛等症状。外麦粒肿3～5日后在皮肤面、内麦粒肿2～3日后在结膜面破溃流脓，炎症随即消退。也有部分麦粒肿既不消散，也不化脓破溃，硬结节长期遗留。本病临床分为风热外袭和热毒上攻2型。

风热外袭

以眼睑部出现红肿硬结，形如麦粒，痒痛并作为主要症状。

【选穴】合谷、曲池、少泽、天井、风池。

【定位】

合谷： 在手背，第1、第2掌骨间，第2掌骨桡侧的中点处。

曲池： 在肘横纹外侧端，屈肘，尺泽与肱骨外上髁连线中点。

少泽： 在小指尺侧指甲角旁0.1寸。

天井： 在上臂外侧，屈肘时，肘尖直上1寸凹陷处。

风池： 在项部，枕骨之下，与风府穴相平，胸锁乳突肌与斜方肌上端之间的凹陷处。

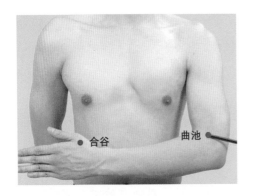

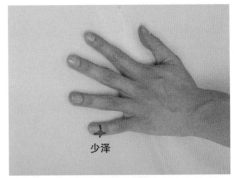

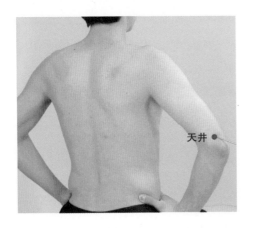

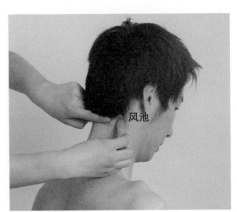

───── **操作方法** ─────

用泻法。在需刮痧部位涂抹适量刮痧油。先刮颈后部风池，重刮，刮至患者不能耐受为止。然后分别刮拭上肢外侧曲池、天井和手部合谷、少泽，各30次，出痧为度。

热毒上攻

以病灶硬实红肿疼痛明显，兼口干、便秘为主要症状。

【选穴】曲池、支沟、少冲、内庭、行间。

【定位】

曲池：在肘横纹外侧端，屈肘，尺泽与肱骨外上髁连线中点。

支沟：在前臂背侧，阳池与肘尖的连线上，腕背横纹上 3 寸，尺骨与桡骨之间。

少冲：在手小指末节桡侧，距指甲角 0.1 寸。

内庭：在足背，第 2、第 3 趾间缝纹端。

行间：在足背，第 1、第 2 趾间，趾蹼缘的后方赤白肉际处。

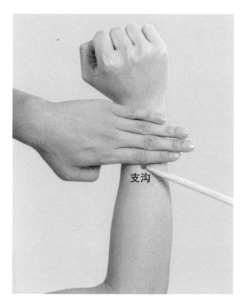

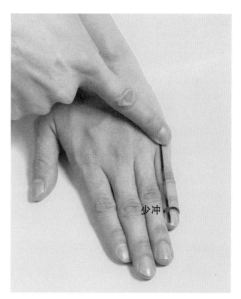

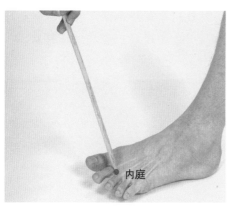

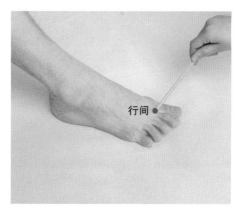

───────── **操作方法** ─────────

在需刮痧部位涂抹适量刮痧油。先重刮上肢外侧，从曲池至支沟，由上至下，中间不宜停顿，一次刮完，至皮肤发红、皮下紫色痧斑痧痕形成为止。再刮拭手部少冲，30次，出痧为度。最后用刮板角部重刮足部内庭、行间，各30次，可不出痧。

注意事项

（1）切勿用手挤压患处，防止炎症扩散引发其他部位疾病。

（2）治疗期间，注意饮食调节，食物宜清淡，忌食辛辣刺激性的食物，戒除烟酒，多休息。

（3）平素应注意用眼卫生，防止发病。

病例

王某，女，2岁。2个多月前发现眼睑麦粒肿，先后反复发生多个，长期不愈。经眼科医生检查用药，效果不显。查体：左右上下眼睑，共有大小不等6个麦粒肿，以最早发的一个为最大，有黄豆粒大小，已经成为硬结，其余有的红肿、有的化脓。手足心热，食欲尚可。舌质略红，口干，苔少。取曲池、内庭、行间、支沟、少冲，在涂抹刮痧油之后，行刮痧治疗，每周2次。1周后症状明显好转，全部麦粒肿均有缩小，化脓的麦粒肿脓已排净，没有新发。2周后，麦粒肿大部分完全吸收，只有最早发出的一个尚在，约半个米粒大小。3周后，症状继续好转，剩余半个米粒大小麦粒肿也基本消失。

耳 鸣

　　耳鸣是听觉异常的一种临床症状，患者自觉一侧或两侧耳朵听到一种声响，或如蝉鸣，或如涨潮声等，声时大时小或不变，有碍正常听力。临床中多种疾病均可出现此症，实际上此种声音不存在的，只是患者的一种自觉症状，在安静环境中感觉更明显。耳鸣的临床表现是多种多样的，有刮风似的呼呼声，有机器响似的隆隆声，有蝉鸣般的唧唧声，或有哨声、铃声等。耳鸣有的发生在一侧耳，称为单耳鸣；有的发生在双侧耳，称为双耳鸣。有的耳鸣断断续续，称为间歇性耳鸣；有的耳鸣昼夜不停，称为持续性耳鸣。轻者安静时可听到，重者无论工作、学习时都可以听到。本病临床上分虚实2型。

虚 证

耳鸣伴有头晕、目眩、腰痛。

治法

【选穴】听宫、听会、耳门、肝俞、肾俞、太溪、三阴交。

【定位】

听宫：在面部耳屏前，下颌骨髁状突的后方，张口时呈凹陷处。

听会：在耳屏间切迹的前方，下颌骨髁状突的后缘，张口有凹陷处。

耳门：在面部，耳屏上切迹的前方，下颌骨髁状突后缘，张口凹陷处。

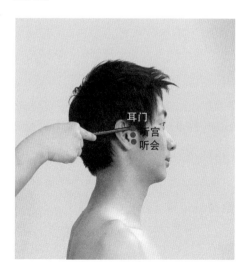

肝俞：在背部，第9胸椎棘突下，旁开1.5寸。

肾俞：在腰部，第2腰椎棘突下，旁开1.5寸。

太溪：在足内侧，内踝后方，内踝尖与跟腱之间的凹陷处。

三阴交：在小腿内侧，足内踝尖上3寸，胫骨内侧缘后方。

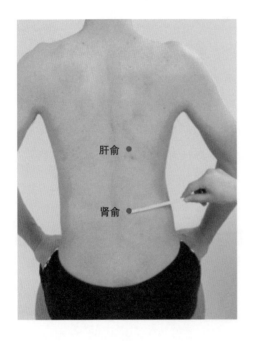
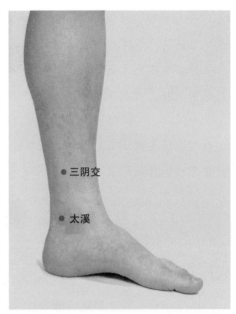

──── 操作方法 ────

用泻法。在需刮痧部位涂抹适量刮痧油，先刮头部耳门、听宫、听会，面部出痧会影响美观，因此手法要轻柔，以不出痧为度，且面部不需涂抹活血剂，忌用重力大面积刮拭，方向由内向外按肌肉走向刮拭，可每天1次。再刮拭腰背部，从肝俞至肾俞，宜用刮板角部从上向下刮拭，应一次到位，中间不要停顿，出痧为度。然后刮下肢内侧三阴交，由上至下，中间不宜停顿，至皮肤发红、皮下紫色痧斑痧痕形成为止。最后重刮足部太溪，用刮板角部，重刮，30次，出痧为度。

实 证

症状

临床特点为耳中暴鸣如钟鼓。

治法

【选穴】听宫、听会、耳门、翳风、风池、外关、曲池、合谷。

【定位】

听宫：在面部耳屏前，下颌骨髁状突的后方，张口时呈凹陷处。

听会：在耳屏间切迹的前方，下颌骨髁状突的后缘，张口有凹陷处。

耳门：在面部，耳屏上切迹的前方，下颌骨髁状突后缘，张口有凹陷处。

翳风：在耳垂后，乳突与下颌骨之间凹陷处。

风池：在项部，枕骨之下，与风府穴相平，胸锁乳突肌与斜方肌上端之间的凹陷处。

外关：在手背腕横纹上2寸，尺桡骨之间，阳池与肘尖的连线上。

曲池：在肘横纹外侧端，屈肘，尺泽与肱骨外上髁连线中点。

合谷：在手背，第1、第2掌骨间，第2掌骨桡侧的中点处。

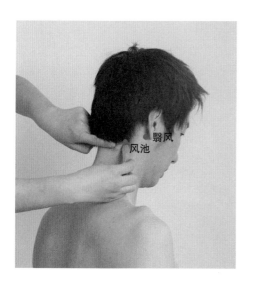

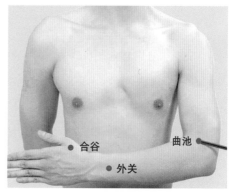

———— **操作方法** ————

用补法。在需刮痧部位涂抹适量刮痧油。先刮面部耳门、听宫、听会，面部出痧影响美观，因此手法要轻柔，以不出痧为度，且面部不需涂抹活血剂，忌用重力大面积刮拭，方向由内向外按肌肉走向刮拭，可每天 1 次。再刮拭颈后部，从翳风至风池，可重刮，出痧为度。重刮上肢外侧，从曲池至外关，由上至下，中间不宜停顿，一次刮完，至皮肤发红、皮下紫色痧斑痧痕形成为止。最后重刮手部合谷穴，30 次，可不出痧。

注意事项

（1）预防本病，应避免水液进入耳内。

（2）注意调畅情志，不宜大喜大悲，保持心态平衡，心情舒畅。

（3）治疗期间要多注意休息，避免接触有高分贝噪声的环境，必要时结合中西医综合疗法治疗。

病例

张某，男，47 岁。耳鸣 2 个月，因家庭琐事争吵后病情加重，伴口苦，自觉耳中暴鸣如钟鼓，急躁易怒，舌红，脉弦。取耳门、听宫、听会、翳风、外关、风池、曲池、合谷，在涂抹刮痧油之后，行刮痧治疗，每日 1 次。1 周后痊愈。

扁桃体炎

扁桃体炎为咽喉部两侧的喉核红肿、疼痛，表面有白色或黄色的脓性分泌物的疾病。本病的主要症状有：①有反复发作的咽痛、易感冒或扁桃体周围脓肿的病史。平时症状多不明显，但常有急性发作病史。②常自诉咽干，发痒，异物感，刺激性咳嗽，口臭等轻微症状。如扁桃体过度肥大，可能出现呼吸、吞咽或言语障碍。③常有消化不良，头痛，乏力，低热等症状。④检查：扁桃体和腭舌弓呈弥漫性充血，隐窝口可见黄、白色干酪样点状物，这些点状物有时需用压舌板挤压腭舌弓才能自窝内排出。⑤扁桃体大小不定。儿童、青年多属增生者，扁桃体肥大；成人扁桃体多已缩小，但表面可见瘢痕，凹凸不平，与周围组织常有粘连。患者下颌角淋巴结常肿大。

症状

咽部疼痛，逐渐加重，吞咽或咳嗽时疼痛加剧，伴发热重，恶寒轻，头痛，口渴，咽喉疼痛剧烈，可放射至耳部或颈部，吞咽困难，有堵塞感，声音嘶哑，扁桃体肿胀明显，或有黄白色脓点，大便秘结，口干喜饮。

治法

【选穴】大椎、翳风、曲池、合谷、天突、太溪。

放痧：少商、鱼际、内庭。

【定位】

大椎：在后正中线，第7颈椎棘突下凹陷中。

翳风：在耳垂后，当乳突与下颌骨之间凹陷处。

曲池：在肘横纹外侧端，屈肘，当尺泽与肱骨外上髁连线中点。

合谷：在手背，第1、第2掌骨间，

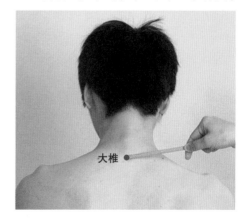

大椎

当第 2 掌骨桡侧的中点处。

天突：在颈部，前正中线上胸骨上窝中央。

少商：在手拇指末节桡侧，距指甲角 0.1 寸（指寸）处。

鱼际：在手拇指本节（第 1 掌指关节）后凹陷处，第 1 掌骨中点桡侧，赤白肉际处。

内庭：在足背，第 2、第 3 趾间缝纹端。

太溪：在内踝后方，内踝尖与跟腱之间的中点凹陷处。

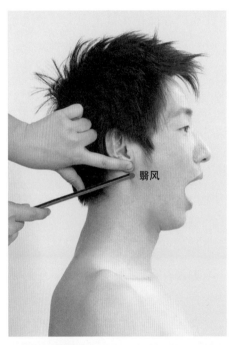

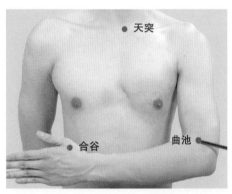

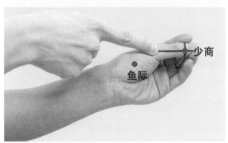

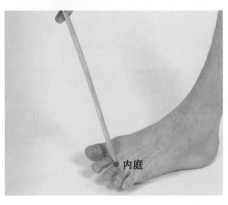

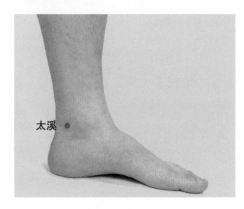

—————— 操作方法 ——————

在需刮痧部位涂抹适量刮痧油。先刮大椎，用力要轻柔，不可用力过重，可用刮板棱角刮拭，以出痧为度。然后刮颈后翳风，用力宜轻，出痧为度。胸部正中线，天突以角点刮 30 次。然后刮上肢外侧曲池和手部合谷，重刮，至皮肤发红、皮下紫色痧斑痧痕形成为止。

内庭、少商、鱼际放痧，针刺前先推按被刺部位，使血液积聚于针刺部位，经常规消毒后，左手拇、食、中三指夹紧被刺部位或穴位，右手持针，对准穴位迅速刺入，随即将针退出，轻轻挤压针孔周围，使少量出血，然后用消毒棉球按压针孔。最后重刮足部太溪，用刮板角部，重刮，30 次，出痧。

注意事项

（1）治疗期间要充分休息，食物宜清淡，忌辛辣，戒烟酒。

（2）洗漱用具及餐具要与其他人分开，防止交叉感染。

病例

王某，女，26 岁。发热、咽痛 4 天，吞咽困难、呼吸急促 2 天。患者自述 4 天前受凉后出现发热，自测体温达 39.5℃，于当地医院给予生理盐水 250mL 加阿奇霉素 0.5g 静脉滴注，但体温一直没有下降，并出现吞咽困难、呼吸急促等症状。体格检查：体温 40.1℃，呼吸 29 次 / 分，心率 112 次 / 分，血压 100/70mmHg。急性病容，面颊赤红。咽部检查见：咽腔充血，双测扁桃体Ⅱ度肿大，表面见脓性分泌物。颈部、下颌角淋巴结肿大，有触痛。辅助检查：白细胞 3.1×10^9/L，血小板 134×10^9/L，血糖 4.8mmol/L。肌酐 68μmol/L，总胆红素 7.1μmol/L。取大椎、曲池、合谷、天突、翳风、太溪，并放痧内庭、少商、鱼际，在涂抹刮痧油之后，行刮痧治疗，每天 1 次。2 天后患者体温开始下降，治疗 72 小时后体温恢复至 37℃，心率 86 次 / 分，呼吸 16 次 / 分。治疗 7 天，患者症状消失，体温 36.5℃，各项体征正常，患者痊愈。

牙 痛

牙痛是口腔疾患中最常见的症状，牙齿及周围组织的疾病，牙邻近组织的牵涉痛及全身疾病均可引起牙痛。由于牙病引起的牙痛有以下几种：龋齿（蛀牙或虫牙）一般无自发性疼痛，多在遇冷、热、酸、甜刺激时才感到疼痛；急性牙髓炎（牙神经痛）的疼痛呈自发性，遇到冷热刺激时加重；急性牙周膜炎呈持续性的跳痛，牙齿不能咀嚼，病牙好像比其他牙长出一些，有浮起的感觉；急性智齿冠周炎的疼痛呈持续性，牙龈红肿，有时伴有喉痛或张口困难；牙釉重度磨损或牙颈部楔状缺损（常由刷牙不当引起）时，牙本质暴露，多在遇有冷热或机械性刺激时感到酸痛。本病分为实火与虚火2型。

实火牙痛

 症状

表现为牙痛甚剧，牙龈红肿，兼口臭口渴，便秘。

 治法

【选穴】颊车、下关、合谷、内庭、二间。

【定位】

颊车：在面颊部，下颌角前上方约1横指，咀嚼时咬肌隆起处。

下关：在面部耳前方，颧弓与下颌切迹所形成的凹陷中。

合谷：在手背，第1、第2掌骨间，第2掌骨桡侧的中点处。

内庭：在足背，第2、第3趾间缝纹端。

二间：微握拳，食指桡侧缘，第2掌指关节前方赤白肉际凹陷处。

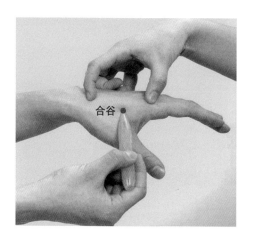

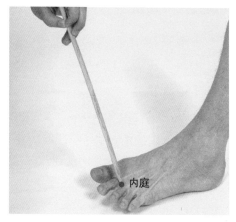

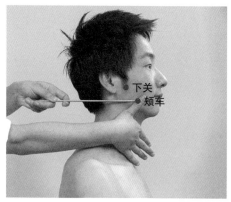

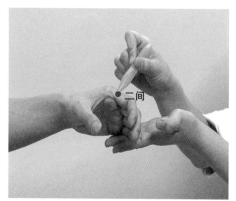

操作方法

用泻法。在需刮痧部位涂抹适量刮痧油，先点揉下关、颊车，用力宜重。再刮手部合谷和二间，重刮，至皮肤发红、皮下紫色痧斑痧痕形成为止。最后重刮足部内庭，用刮板角部，重刮，30次，出痧为度。

虚火牙痛

表现为牙痛隐隐，时作时止，常在夜晚加重，呈慢性轻微疼痛，齿龈松动，咀嚼无力。

治法

【选穴】合谷、颊车、下关、行间、太溪。

【定位】

合谷： 在手背，第 1、第 2 掌骨间，第 2 掌骨桡侧的中点处。

颊车： 在面颊部，下颌角前上方约 1 横指，咀嚼时咬肌隆起处。

下关： 在面部耳前方，颧弓与下颌切迹所形成的凹陷中。

行间： 在足背部，第 1、第 2 趾间，趾蹼缘的后方赤白肉际处。

太溪： 在内踝后方，内踝尖与跟腱之间的中点凹陷处。

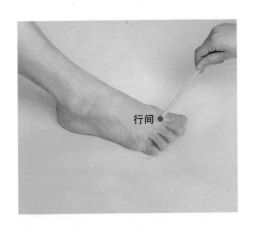

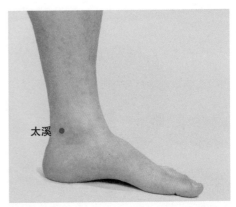

———— 操作方法 ————

用补法。在需刮痧部位涂抹适量刮痧油，先点揉下关、颊车，用力宜重。再刮手部合谷，重刮，至皮肤发红、皮下紫色痧斑痧痕形成为止。最后重刮足部太溪、行间，用刮板角部，重刮，30 次，出痧。

病例

张某，男，40 岁。突发牙痛，牙龈红肿，大便干燥，口渴喜饮，舌红、脉弦。取颊车、下关、合谷、内庭、二间，在涂抹刮痧油之后，行刮痧治疗，每日 1 次。第一次治疗后，牙痛缓解，继续治疗 1 周后，牙痛症状消失。

下 篇

对症拔罐疗法

第三章

拔罐疗法基本
知识

什么是拔罐疗法

拔罐疗法属中医外治法的一种，是中医治疗学的重要组成部分。拔罐疗法是以一系列特制的罐、筒等为工具，采用燃烧或抽吸等方法，排除罐内空气形成负压，使之吸附在人体表面穴位或治疗部位上，对局部皮肤形成吸拔刺激，造成体表局部充血或瘀血，并以此治疗疾病的一种物理疗法。

拔罐疗法的作用机制

1.机械刺激，温热刺激

拔罐疗法对皮肤可产生一种良性的机械刺激和温热刺激。机械刺激可使局部组织高度充血，局部毛细血管破裂，血液溢入组织间隙，从而产生瘀血，红细胞受到破坏，大量的血红蛋白释出，从而起到一种良性的刺激作用；温热刺激可使局部血管扩张，促进局部血液循环，改善充血状态，加强新陈代谢，改变局部组织的营养状态，增强血管壁的通透性，增强白细胞及网状细胞的吞噬活力，增强局部耐受性及机体抵抗力，从而达到祛病健身的目的。

由于罐内负压、吸吮、熨刮、牵拉、挤压皮肤和浅肌肉层的良性刺激，包括局部暂时瘀血所形成的"自血疗法"，刺激皮肤的毛细血管，在调节循环系统的同时，也有效地调动了体内的免疫功能，对于免疫功能低下所造成的低热不退等，有较好的疗效。有学者对拔罐前后的患处局部组织做病理检查，发现拔罐前见到炎性坏死及炎性渗出物内细菌集落和角化上皮，而拔罐后见到皮肤上皮增生，炎性肉芽组织形成。

2.调整阴阳，祛邪扶正

拔罐疗法具有调整阴阳的作用，一方面是通过经络腧穴的配伍作用来实现的，另一方面是通过与其他疗法配合应用来实现的。如拔关元穴可以温阳祛寒；拔大椎穴可以清泄阳热。肝阳上亢引起的头痛等病可取大椎、肝俞穴，用三棱针刺血后加拔火罐；脾胃虚寒引起的泄泻，可取天枢、足三里、脾俞、胃俞等穴。可见由于阴阳失调引起的疾病可以通过拔罐疗法得以纠正，从而恢复机体阴阳新的平衡状态。

拔罐疗法祛邪扶正的作用，主要

是通过拔出体内的各种邪气，邪祛则正安。祛邪扶正的作用也可通过各种不同的拔罐方法以及经络腧穴的配伍应用来实现。如由风、寒、湿邪引起的痹证，可在疼痛部位（阿是穴）进行刺络拔罐，拔出病邪，则气血得以正常濡润而病自愈。

3. 疏通经络，行气活血

人体的经络内属于脏腑，外络于肢体，纵横交错，遍布全身，将人体内外、脏腑、肢节联络成为一个有机的整体，具有运行气血，沟通机体表里、上下和调节脏腑组织活动的作用。若经络气血功能失调，就会发生各种病变。拔罐疗法通过对经络腧穴的负压吸引作用，在脏腑经络气血凝滞或经脉空虚时，可起到疏通经络、行气活血的作用，鼓动经脉气血，濡养脏腑组织器官，温煦皮毛；同时使衰弱的脏腑机能得以振奋，鼓舞正气，加强祛除病邪的能力，从而使经络气血恢复正常，疾病得以祛除。

4. 双向调节，异病同治

拔罐疗法具有双向调节作用和独特的功效，在取穴、操作等不变的情况下，可以治疗多种疾病。如大椎穴拔罐，既可治疗外感咳嗽，又可治疗内伤咳嗽；既可治疗头痛等内科疾病，又可用来治疗顽固性荨麻疹等皮肤科疾病。

许多临床研究都证明，拔罐具有双向的调节作用，如使过高的白细胞数量降低，使过低的白细胞数增加；当心动过速时使心率减慢，当心动过缓时使心率加快等。

总之，拔罐疗法根据中医基础理论、经络腧穴学说以及中药理论等辨证施治，配合应用，从而达到疏通经络，行气活血，散瘀止痛，调和阴阳，清热解毒，祛除寒湿等目的。

拔罐疗法的功能

1. 调节平衡

拔罐疗法对神经系统的良性刺激，通过末梢感受器，经向心传导至大脑皮质；对皮肤的良性刺激可通过皮肤感受器和血管感受器传到中枢神经系统，从而发生反射性兴奋，调节大脑皮质的兴奋与抑制过程，使之趋于平衡，因而加强了大脑皮质对身体各部分的调节功能，促使病灶部位组织代谢作用增强，促进机体恢复，使疾病痊愈。

拔罐疗法调节人体微循环，促进人体血液与组织间的物质交换；调节毛细血管的舒缩功能，促进局部血液循环；调节新陈代谢，改善局部组织营养；调节淋巴循环功能，使淋巴细胞的吞噬能力加强，增强了机体的抗病能力，从而达到消除疾病、恢复机体正常功能的目的。

2. 扶正祛邪

拔罐疗法可拔出体内的风、寒、湿等邪毒，邪去而正安，扶助了正气。风、寒、湿邪入侵，引起机体麻痹疼痛，可采用刺络拔罐法祛除病邪，气血得以通畅，疼痛随之消除。临床验证，刺络拔罐对消瘀化滞、解闭通结、祛风散寒有良效。

3. 疏通经络

人体的经络，内属脏腑，外络肢节，纵横交错，网络全身，将人体内外、脏腑、肢节联成一个有机的整体，借以运行气血，濡养脏腑。若人体经络气血功能失调，正常的生理功能就遭到破坏，疾病随之产生。拔罐疗法通过对经络、腧穴产生的负压效应，可以疏通经络中壅滞的气血，振奋脏腑功能。临床采用的循经走罐法、经络拔罐法、刺络拔罐法等，皆有疏通经络的功能。

4. 通利关节

由于拔罐疗法具有祛风散寒、祛湿除邪、通脉行气的功能，因而可使关节通利，镇痛去痹。临床用拔罐可治疗头痛、眩晕、风痹、腰痛、四肢痛等症。

5. 吸毒排脓

拔罐疗法所产生的负压吸力很强，用以治疗痈毒疮疡、恶血瘀滞、邪毒郁结等外证有特效。未化脓时，采用针刺拔罐，可使毒邪排出，气血畅通，瘀阻消散；已化脓时，可吸毒排脓，清创解痛，促进疮口愈合。

常用罐具及其特点

拔罐疗法所使用的罐具种类很多，按临床使用，一般分为传统罐具和新型罐具两大类。

传统罐具都是根据所用材料而命名，包括兽角罐、竹罐、陶瓷罐、玻璃罐、橡胶罐、塑料罐、抽气罐、金属罐8种，分别由兽角（如牛角、羊角）、青竹、陶土、玻璃、橡胶、塑料、金属（如铁、铝、铜等）制成。目前，在民间和基层医疗单位仍普遍使用竹罐、陶瓷罐、玻璃罐3种，兽角罐在边远山区还有少数人使用；金属罐因导热快，太笨重，已被淘汰。

新型罐具又分为电热罐、磁疗罐、红外线罐、紫外线罐、激光罐、离子渗入罐等多种，但这些罐具因造价高，使用复杂，目前仅限于少数医疗部门使用，未能全面普及和推广。

（1）兽角罐：是指用牛、羊等兽角制成，顶端磨成一孔，用于吸吮排气。目前，我国边远少数民族地区仍有用兽角拔罐的习惯。

（2）竹罐：随排气方法不同，选材、制作也有区别。竹制火罐因用火力排气，须选取坚实成熟的老竹子来制作。老熟的竹子材料质地坚实，经得起火烤且不变形、不漏气。竹制水罐，因要用水或药液煮罐，蒸气排气，要选择尚未成熟但也不青嫩的质地坚实的竹子制作。竹罐的优点是取材方便，制作简单，轻便耐用，便于携带，经济实惠，不易打破。缺点是容易干裂漏气，不透明，无法观察罐内皮肤的变化。

（3）陶瓷罐：用陶土烧制而成，口底平正，里外光滑，厚薄适宜，此罐适用于火力排气法。

（4）玻璃罐：用耐热玻璃制成，腔大口小，罐口边缘略突向外。按罐口直径及腔大小，可分为大、中、小3种型号，多用于火力排气法，特别适用于走罐法及针刺后拔罐法。其优点是造型美观、清晰透明，便于拔罐时在罐外观察皮肤的变化，从而掌握拔罐时间，是目前临床应用最广泛的罐具；缺点是导热快，易烫伤，容易破损。

（5）橡胶罐：用具有良好伸缩性能的橡胶制成。口径小至可用于耳穴，大到可以覆盖整个人体。其形状因临床需要各异。用于抽气排气法。优点是消毒便利，不破损，适用于耳、鼻、眼、头皮、腕踝部和稍凹凸不平等特殊部位拔罐；缺点是价格高，也无法观察罐内皮肤的变化。

（6）塑料罐：用耐热塑料压制而成。其规格型号与玻璃罐相似。优点是不易破损，轻便携带；缺点是不能观察罐内变化，并易老化变形。

（7）抽气罐：用有机玻璃或透明的工程塑料制成，采用罐顶活塞来控制抽排气。抽气罐的优点是不用点火，不会烫伤，安全可靠，抽气量和吸拔力可控制；自动放气起罐不疼痛；罐体透明，便于观察吸拔部位皮肤的充血情况，便于掌握拔罐时间。

（8）金属罐：用铜或铁、铝、不锈钢等金属材料制成。规格与型号要求一般与陶瓷罐、玻璃罐相似。用于火力排气法。其优点消毒便利，不会破损；缺点是制造价格高，传热快，容易烫伤皮肤，无法观察拔罐部位皮肤的变化。

另外，在没有专用罐具或在突发的紧急情况下，可用随手可得的代用罐进行拔罐治疗，如茶杯、酒杯、空药瓶、罐头瓶、碗等，只要口部平整光滑，能耐热，能产生一定吸拔力的器具皆可用来拔罐。

拔罐的操作方法

1. 火罐法

利用燃烧的热力排去罐内的空气，使之形成负压而吸附于皮肤上的罐法，称为火罐法。火罐法是临床最常用的一种。它既可以单独使用，也可以多罐同时使用。单独使用时称为单罐法，多罐同时使用时称为多罐法。采取单罐法还是多罐法一般由病变的范围来决定。

若病变范围比较小，或压痛点只有一点，即可用单罐法。如胃痛可在中脘穴拔罐；软组织扭挫伤在阿是穴拔罐。

若病变范围比较大，或疼痛敏感点较多，可采取多罐法治疗，根据病变部位的解剖形态，吸拔数个乃至数十个火罐。如某一肌束劳损疼痛，可按照肌束的位置或形状吸拔多个火罐；如某脏腑或器官瘀血疼痛时，可按该脏器的解剖学位置对应的体表纵横并列吸拔多个火罐。

火罐法排气方法应根据施术部位和体位灵活运用。火罐排气法一般采用闪火法、投火法和贴棉法3种，其中闪火法适用于各种体位，投火法和贴棉法适用于侧位和横拔位。

（1）闪火法：用镊子夹95%乙醇球点燃后，伸入罐内旋转一圈立即退出，再迅速将罐具扣在需拔穴位上。操作时要注意蘸酒精不要太多，避免火焰随酒精流溢烫伤皮肤；火焰也不宜在罐内停留时间太长，以免罐具过热而烫伤皮肤。

（2）投火法：是指将点燃的小

纸条或酒精棉球投入罐内，不等纸条烧完，迅速将罐罩在应拔的部位上，纸条未燃的一段向下，可避免烫伤皮肤。此法适用于侧向横拔，不可移位，否则会因燃烧物下落而灼伤皮肤。

（3）贴棉法：用长宽1厘米左右的棉花一块，不用太厚，略浸酒精，贴在罐内壁上中段或底部，点燃后罩于选定的部位上，即可吸住。此法也多用于侧向横拔，同样不可蘸太多酒精，以免灼伤皮肤。

2. 闪罐法

闪罐法是临床常用的一种拔罐手法，一般多用于皮肤不太平整、容易掉罐的部位。具体操作方法是用镊子或止血钳夹住蘸有适量酒精的棉球，点燃后送入罐底，立即抽出，将罐拔于施术部位，然后将罐立即起下，按上法再次吸于施术部位，如此反复拔起多次至皮肤潮红为止。通过反复的拔、起，使皮肤反复的紧、松，反复的充血、不充血、再充血形成物理刺激，对神经和血管有一定的兴奋作用，可增加细胞的通透性，改善局部血液循环及营养供应，适用于治疗肌萎缩，局部皮肤麻木酸痛或一些较虚弱的病证。采用闪罐法注意操作时罐口应始终向下，棉球应送入罐底，棉

球经过罐口时动作要快，避免罐口反复加热以致烫伤皮肤，操作者应随时掌握罐体温度，如感觉罐体过热，可更换另一个罐继续操作。

3. 留罐法

留罐法又称坐罐法，是指罐吸拔在应拔部位后留置一段时间的拔罐方法。此法是临床最常用的一种罐法。留罐法主要用于以寒邪为主的疾患、脏腑病、久病，病位局限、固定、较深。如经络受邪（外邪）、气血瘀滞、外感表证、皮痹、麻木、消化不良、神经衰弱、高血压等病症，用之均有良效。留罐法可与走罐法配合使用，即先走罐，后留罐。

4. 走罐法

走罐法一般用于治疗病变部位较大、肌肉丰厚而平整，或者需要在一条或一段经脉上拔罐。具体操作方法是，先在将要施术部位涂适量的润滑液，然后用闪火法将罐吸拔于皮肤上，循着经络或需要拔罐的线路来回推罐，至皮肤出现瘀血为止。操作时应注意根据患者的病情和体质调整罐内的负压，以及走罐的快、慢、轻、重。罐内的负压不可过大，否则走罐时由于疼痛较剧烈，患者无法接受；推罐时应轻轻推动罐的颈部后边，用

力要均匀，以防火罐脱落。走罐法宜选用玻璃罐或陶瓷罐，罐口应平滑，以防划伤皮肤。

5. 刺络拔罐法

刺络拔罐法是指刺络放血与拔罐配合应用的一种拔罐方法，是指用三棱针、皮肤针（梅花针、七星针等）刺激病变局部或小血管，使其潮红、渗血或出血，然后加以拔罐的一种方法。此法在临床治疗中较常用，而且适用证广、见效快、疗效好，具有开窍泄热、活血祛瘀、清热止痛、疏经通络等功能。凡属实证、热证者，如中风、昏迷、中暑、高热、头痛、咽喉痛、目赤肿痛、麦粒肿、急性腰扭伤、痈肿、丹毒等，皆可用此法治疗。此外，对顽症及病情复杂的患者也非常适用，如对各种慢性软组织损伤、神经性皮炎、皮肤瘙痒、神经衰弱、胃肠神经痛等疗效尤佳。

6. 水罐法

水罐法，是在罐内装入 1/3 ～ 1/2 的温水，将纸或酒精棉球放在近瓶口处点燃，在火焰旺盛时投入罐内，并迅速将罐扣在应拔部位。在应用贮水罐时，若应拔部位不在侧面，操作者手法又不十分熟练时，应先设法使患者的应拔部位调整为侧位再拔罐（以免拔罐时水液漏出），待吸拔后再恢复到舒适体位（应防止在活动中因肌肉过度牵拉而脱罐）。但必须使罐底朝上，这样温水才能充分浸渍于受术的皮肤表面，发挥其温暖的刺激作用。之所以用温水，主要是在拔罐刺激的同时，以其温暖水汽来增强对局部的刺激，若温水过少，温暖刺激的时间就短，效应就差。小抽气罐的体积小，很适宜于头面部、手部等狭窄部位施术，但吸力较弱，若配以温水，刺激量就会大大增强，局部的治疗效应就更明显，可以缩短治疗时间。温水罐较适宜于局部寒冷不温、虚寒和寒实类病证，通过水的温度能进一步促进经气的畅行。另外，对于老年人和皮肤干皱者，用温水罐可润柔皮肤，不致发生局部疼痛或减轻疼痛。

7. 药罐法

药罐法是拔罐法与中药疗法相结合的一种治疗方法，是以竹罐或木罐为工具，药液煎煮后，利用高热排除罐内空气，造成负压，使竹罐吸附于施术部位，这样既可起到拔罐时的温热刺激和机械刺激作用，又可发挥中药的药理作用，从而提高拔罐的治疗效果，在临床上可根据患者的病情不同辨证选择不同的中草药。具体操作方法是用特大号的陶瓷锅或一种特制的电煮药锅，先将中药用纱布包好，放入锅中，加入适量的水煎煮，煎出药性后，将竹罐或木罐放入煎好的中药中，煮10分钟左右（一般可根据药性决定煮沸时间），再用镊子或筷子将罐夹出，迅速用干净的干毛巾捂住罐口，以便吸去药液，降低罐口温度，保持罐内的热气，趁热迅速将罐扣在所选部位，手持竹罐稍加按压约半分钟，使之吸牢即可。本法的优点是温热作用好，可起到罐与药的双重作用。药罐法常用于治疗感冒、咳嗽、哮喘、风湿痛、溃疡病、慢性胃炎、消化不良、牛皮癣等。

8. 转罐法

先用闪火法将罐拔于皮肤上，然后手握罐体，来回转动。操作时手法宜轻柔，转罐宜平稳，防止掉罐。转动的角度要适中，角度过大患者不能耐受，过小无法达到刺激量。由于转罐法对穴位或皮肤产生更大的牵拉刺激，加强了血液循环，增强了治疗效果，多用于穴位治疗或局部病症的治疗。注意罐口应平滑，避免转动时划伤皮肤。转罐法可与走罐法配合应用，在皮肤上涂适量的润滑油，可减轻疼痛。

9. 熨罐法

熨罐法也叫滚罐法，是在闪罐法的基础上演化而来的。当反复闪罐使罐体变热时，立即将罐体翻转，用温热的罐底按摩穴位或皮肤。使用熨罐法要掌握好罐的温度，温度过高容易烫伤皮肤，过低则达不到熨罐的效果。熨罐法可以与闪罐法配合使用，当闪罐法罐底发热时则可翻转罐体施用熨罐法，当罐体变凉时即可翻转罐体采用闪罐法治疗。

拔罐疗法适应证及禁忌证

1. 适应证

拔罐疗法的适用范围较广。常用于颈肩腰腿痛、软组织挫伤等局部病症，也可用于感冒、消化不良、胃痛、腹痛、便秘、中风后遗症、荨麻疹等。

2. 禁忌证

有下列情况之一者，应禁用或慎用拔罐疗法。

（1）凝血功能不好，有自发性

出血倾向或损伤后出血不止的患者，不宜使用拔罐疗法，如血友病、紫癜、白血病等。

（2）皮肤严重过敏或皮肤患有疥疮等传染性疾病者不宜拔罐。

（3）恶性皮肤肿瘤患者或局部皮肤破损溃烂、外伤骨折、静脉曲张、皮肤丧失弹性者及体表大血管处，局部皮肤不宜拔罐。

（4）妊娠期女性的腹部、腰骶部及乳房部位不宜拔罐，拔其他部位时，手法也应轻柔。

（5）肺结核活动期、女性经期不宜拔罐。

（6）重度心脏病、心力衰竭、呼吸衰竭及严重水肿患者不宜拔罐。

（7）五官部位、前后二阴部位不宜拔罐。

（8）重度神经质、全身抽搐痉挛、狂躁不安、不合作者，不宜拔罐。

（9）醉酒、过饥、过饱、过渴、过劳者，慎用拔罐。

拔罐疗法注意事项

（1）拔罐时室内应保持温暖，避开风口，防止患者受凉。患者应选择舒适的体位，留罐时患者改变体位，容易使罐具脱落。

（2）受术者过饱、过饥、酒后、过度疲劳或剧烈运动后不宜拔罐，待上述状况改变后再拔。

（3）拔罐时应根据患者所需拔罐的不同部位，选择不同口径的火罐，一般宜选择肌肉丰满、富有弹性、没有毛发和无骨骼以及关节无凹凸的部位进行拔罐，以防掉罐。

（4）用火罐时，注意不要烫伤皮肤，棉球蘸酒精量要适中，过多容易滴到皮肤上发生烫伤，过少则火力不够而拔罐无力，达不到治疗效果。因罐口靠近皮肤，所以棉球经过罐口时的速度要快，以免罐口过热而烫伤皮肤。贴棉法应注意防止燃烧的棉花脱落。

（5）拔罐时的操作动作要迅速而轻巧，要做到稳、准、轻、快。罐内的负压与扣罐的时机、动作的快慢、火力的大小、罐具的大小直接相关。只有掌握好操作技巧，才能将罐拔紧而不过紧，罐内负压适宜。

（6）拔罐数目多少要适宜，一般都采取单穴拔罐、双穴双罐法，罐多时罐间距离不宜太短，以免牵拉皮肤产生疼痛或相互挤压而脱罐。

（7）起罐时应注意不要生拉硬拽，以免皮肤受损或过于疼痛。起罐时应一手握住罐体，使其倾斜，另一手压住一侧罐口边缘处的皮肤，使空气从罐口与皮肤之间的缝隙处进入罐内，罐体自然脱落。

（8）初次治疗的患者，年老体弱者，儿童及神经紧张、空腹等患者以选择小罐为宜，拔罐时间宜短，负压力量宜小，手法宜轻。同时应选择卧位，随时注意观察患者的反应，以免发生晕罐现象。晕罐现象多表现为头晕目眩、面色苍白、恶心呕吐、四肢发凉、周身冷汗、呼吸急促、血压下降、脉微细无力等。遇到晕罐现象，医者不能紧张慌乱，要立即令患者平卧，注意保暖。轻者服些温开水或糖水即可迅速缓解并恢复正常；重者则应针刺人中、内关、足三里、中冲等穴或艾灸百会、中极、关元、涌泉等穴，一般可很快缓解并恢复正常。

（9）拔罐可使皮肤局部出现小水疱、小水珠、出血点、瘀血现象或局部瘙痒，均属正常治疗反应。一般阳证、热证、实证多呈现鲜红色瘀斑反应；阴证、寒证、血瘀证多呈现紫红色、黯红色瘀斑反应；寒证、湿证多呈现水疱、水珠；虚证多呈现潮红或淡红色。如局部没有瘀血现象或虽有轻度的潮红现象，但起罐后立即消失，恢复皮肤原来的颜色，一般提示病邪尚轻，病情不重，病已接近痊愈或取穴不够准确。前一次拔罐部位的瘀斑未消退之前，一般不宜再在原处拔罐。

（10）拔罐的间隔时间应根据瘀斑的消失情况和病情、体质而定，一般瘀斑消失快、急性病、体质强者，间隔时间宜短；瘀斑消失慢、慢性病、体质弱者，间隔时间宜长。

（11）刺络拔罐法的出血量应根据患者的性别、年龄、病情和体质而定，一般急性病、青壮年、体质强者出血量宜多；慢性病、老年、幼儿及体质弱者出血量宜少。

拔罐疗法常见反应及处理方法

1. 正常反应

无论用何种方法将罐吸于体表，由于罐子的负压吸引作用，局部软组织可隆起于罐口平面以上，患者觉得局部有牵拉发胀感，或发热、温暖、凉气外出、舒适感等，有的病症立即或渐渐减轻，甚至完全消除。当然，上述感觉并非全部出现，依个体反应的不同，出现的多寡显隐有别。留罐到一定时间（数分钟至十多分钟），或闪罐、走罐多次后，局部的软组织呈现潮红、紫红色（瘀斑色），或出现丹痧（小点状，紫红色疹子），起罐后皮肤的这些变化可能维持一至数天。这些都属于拔罐疗法的治疗效应。

可根据局部的反应情况来诊断和辅助诊断疾病。中医认为，拔罐区出现水疱、水肿、水气过多者，揭示患湿气证。出现深红、紫黑或丹痧，或触之微痛，兼见身体发热者，提示患热毒证；身体不发热者，提示患瘀血证；皮色不变，触之不温者，提示患虚寒证；微痒，或出现皮纹，提示患风证。有关刺络拔罐吸出的液体，可表现不同的病情。一般认为：鲜血显示病情较轻，黑血或瘀块显示瘀阻较重，黄水显示湿热证，清水显示寒湿，血水往往出现在治疗的开始阶段或疾病即将痊愈阶段。至于出血量多少，亦可提示病情的轻重及转归。有些患者开始治疗时，出血量少甚至不出血，这是瘀血阻塞严重或风气盛的表现，随着治疗次数的增加，瘀血逐渐被吸出，出血量才渐渐增多，但随着病情的好转，出血量又会渐渐减少，直至吸不出血。

2. 异常反应

拔罐后，如果患者感到局部非常紧张，疼痛灼辣难忍，数分钟即起水疱（也可能患湿气证），或于施术局部的远端感觉发凉、发麻、疼痛等，均属异常反应。引起异常反应的原因大概有以下几方面。

（1）患者心理反应过度。

（2）罐子吸力过大。

（3）施术时失误、灼伤皮肤或皮肤本来就有伤口。

（4）所涂药物的刺激过强。

（5）罐口边缘过薄，或不平滑，有砂粒状样凸起或凹缝、凸痕，或患者皮肤干枯松弛（如老年人），加上医者上罐时可能旋转了手腕（旋罐），使皮肤出现皱褶。

（6）吸罐时间过长，局部瘀血形成过多，隆起明显。

（7）拔罐的局部有浅在的较大动脉分布（如腹肌沟动脉、足背动脉搏动处），由于吸力的作用，局部软组织紧张，动脉受压而使血运受到影响，于是远端的组织出现缺血，故出现发麻、发冷、疼痛等反应，甚至还会出现组织坏死。

晕罐，是指在拔罐的过程中，患者出现头晕、心慌、恶心、呕吐、冒冷汗甚至晕厥等症状。引起晕罐的原因为虚弱、饥饿、疲劳、精神紧张，或置罐于禁忌部位等。一般而言，单纯拔罐引起晕罐者极为罕见，只有在施行针罐法和刺罐法时偶有发生。

3. 异常反应的预防及处理

（1）要仔细检查罐子，不符合要求的弃之不用；严格遵守操作规程。

（2）虽然拔罐的刺激不像针刺那样强烈，但毕竟是穴位刺激。由于存在着个体差异，个人对刺激的反应程度强弱不一，故对于饥饿、疲劳、精神紧张、酒后的患者最好不要施术，尤其不要在反应强烈的穴位，如合谷、太冲等穴施术。环境气温不要太低，尽量不让患者有寒冷感出现。

（3）上罐后要多询问患者的感觉，多观察罐内的皮肤变化情况。如果患者诉说吸拔太紧，有疼痛或烧灼感觉（涂药罐、敷药罐出现轻度灼痛感属正常现象），可一手持罐，另一手的食指或拇指指尖轻轻压一下罐口缘的软组织，使软组织与罐口边缘间形成一个极小的缝隙。若是用气嘴罐者，可稍旋松气栓螺帽，让少许空气进入，以减小罐内负压。如果是施行密排罐者，应检查是否罐距太近，是否需调整。如果经上述处理后仍有不适，应脱罐检查。假若局部皮肤起疱，也应起罐。起罐后，涂以甲紫药水，并加以包扎，以预防感染。

（4）在施行针罐法时，如针口过于胀痛，或酸胀痛感向他处传感，难以忍受，应起罐调整针的深度或刺向，待反应减轻后再进行拔罐。

（5）在施术过程中，如果出现晕罐现象，切勿惊慌失措，应把患者的衣服纽扣解开，给予热开水（可加些糖），注意保暖。经上述处理后，仍未能缓解症状的，应立即起罐，让患者去枕平卧。如果反应仍加重者（如昏厥、低血压），应把枕头垫于脚下，使成头低脚高位，同时以指甲缘切按患者人中或十宣穴，或用指尖揉按合谷、内关、足三里等穴。对出冷汗多或冷汗不止者，可用艾条温灸涌泉或百会穴。

第四章

常见病
对症拔罐

感 冒

感冒是一种外感风邪或时行疫毒所引起的发热性疾病，现代医学称为呼吸道感染性疾病。临床表现为发热、恶寒、头痛、鼻塞、流涕、喷嚏、咳嗽、咽喉肿痛、脉浮。感冒一年四季皆可发病，以冬春寒冷季节为多，是临床常见的多发病。由于外感病邪不同，感冒分风寒、风热和暑湿 3 型。

风寒感冒

症状

恶寒重、发热轻、头痛、无汗、流清涕、痰稀白、口不渴、舌苔薄白。

治法

【选穴】大椎、腰背部膀胱经穴。

【定位】

大椎： 在后正中线上，第 7 颈椎棘突下凹陷中。

腰背部膀胱经穴： 第 1 胸椎至第 5 腰椎，各椎棘突下旁开 1.5 寸和 3 寸。

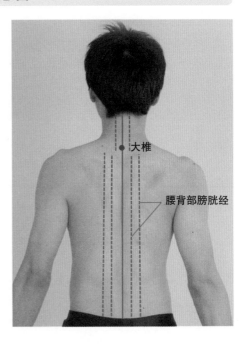

大椎

腰背部膀胱经

操作方法

走罐处涂以姜汁作润滑剂，来回走罐以皮肤呈紫红色为度，最后将罐留在大椎上 20 分钟。也可采用排罐法，留罐 20 分钟，每日 1 次，5 次为 1 疗程。

风热感冒

症状

恶寒轻、发热重、头痛、有汗、流浊涕、痰黄稠、口渴、舌苔薄黄。

治法

【选穴】大椎、曲池、尺泽、合谷。

【定位】

大椎： 在后正中线上，第 7 颈椎棘突下凹陷中。

曲池： 在肘横纹外侧端，屈肘，尺泽与肱骨外上髁连线中点。

尺泽： 在肘横纹中，肱二头肌腱桡侧凹陷中。

合谷： 在手背，第 1、第 2 掌骨间，当第 2 掌骨桡侧的中点处。

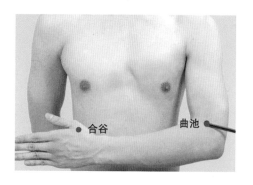
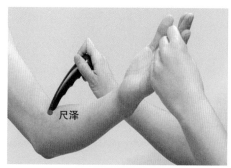

—— 操作方法 ——

用闪火法将罐具吸拔在穴位上，留罐 15～20 分钟。每日 1 次，5 次为 1 疗程。

暑湿感冒

症状

多见于夏季，感受当令暑邪，暑多夹湿，暑湿并重，以发热、汗出热不解、鼻塞、流浊涕、头昏、头痛、头胀、身重倦怠、心烦口渴、胸闷欲呕、尿短赤、舌苔黄腻为主要症状。

治法

【选穴】肺俞、至阳、阴陵泉、足三里、曲泽、委中。

【定位】

肺俞：在背部，第 3 胸椎棘突下旁开 1.5 寸。

至阳：在后正中线上，第 7 胸椎棘突下凹陷中。

阴陵泉：在小腿内侧，胫骨内侧髁下缘凹陷处。

足三里：在小腿前外侧，犊鼻下

3 寸，距胫骨前缘外侧 1 横指（中指）。

曲泽：在肘横纹上，肱二头肌腱的尺侧缘。

委中：在腘横纹中点，股二头肌腱与半腱肌肌腱中间。

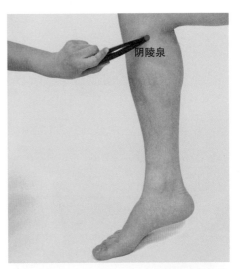

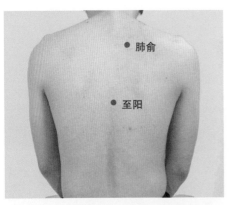

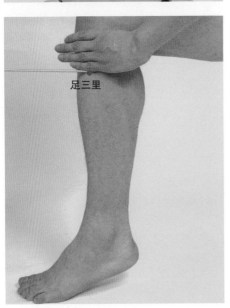

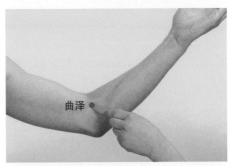

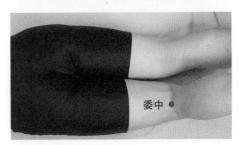

———————— 操作方法 ————————

用闪火法将罐具吸拔在穴位上，留罐15～20分钟。每日1次，5次为1疗程。

注意事项

（1）拔罐环境要注意避风保暖，防止受凉。

（2）在冬春疾病流行季节要做好预防工作，经常从事户外耐寒锻炼，提高抗病能力；常开门窗，保持室内空气流通。

（3）拔罐法治疗感冒，临床效果较好，如感冒初期进行拔罐，一般1次可获痊愈。如感冒症状较重者，拔罐1～3次也会明显好转或痊愈。

个别效果不显者应及时配合其他方法治疗，以免延误病情。

（4）刺络拔罐法出血量的多少，应根据患者的体质强弱和病情的轻重而灵活掌握；走罐时，注意负压不宜过大，以防因疼痛太剧使患者无法接受治疗。

（5）经常参加体育锻炼，增强体质，可减少本病的发生。经常拔罐足三里，可增强身体的抵抗力。

病例

李某，男，18岁。感冒3天，症见发热恶寒，咳嗽无痰，咽痒而痛，鼻塞头痛，周身酸痛，乏力，曾服感冒通，效果不明显。取大椎、肺俞、曲池穴，用梅花针叩刺大椎、肺俞、曲池穴后，在大椎与肺俞之间涂万花油，用走罐法，至皮肤潮红，再于大椎、肺俞、曲池拔罐。次日诸症基本消失，仅稍有咳嗽、咽痛，加用天突、少商继续拔罐治疗，治疗2次痊愈。

肺 炎

肺炎是由细菌、病毒或其他微生物引起的肺部感染。临床表现的特点为：起病急，寒战、高热，咳嗽，咳痰，胸痛，气急，呼吸困难，发绀，恶心、呕吐，食欲不振等。根据发作时特点及伴随症状的不同，临床常见痰热郁肺和风热犯肺2型。

痰热郁肺

咳嗽气急，或喉中有痰声，痰多、质黏厚或稠黄，较难咳出，咳时胸痛，发热，口干欲饮水，面红。

治法

【选穴】丰隆、肺俞、曲池、鱼际。

【定位】

丰隆：在小腿前外侧，外踝尖上8寸，距胫骨前缘2横指。

肺俞：在背部，第3胸椎棘突下，旁开1.5寸。

曲池：在肘横纹的外侧端，屈肘时，尺泽与肱骨外上髁连线中点。

鱼际：第1掌骨中点，赤白肉际处。

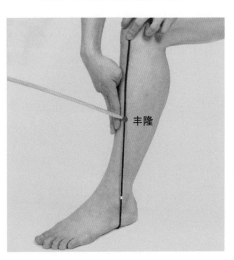

丰隆

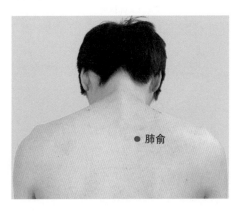

● 肺俞

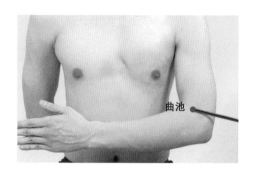

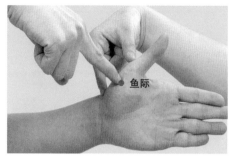

———————— 操作方法 ————————

采用刺络拔罐法，用梅花针在鱼际、肺俞、曲池轻叩刺，以皮肤发红或微出血为度，再拔罐，留罐 10 分钟。丰隆采用留罐法，留罐 10 分钟，每日 1 次，10 次为 1 疗程。

风热犯肺

症状

咳嗽频繁，喉咙干燥，咽痛，痰色黄，身热，伴有汗出，鼻流黄涕，口渴，面红目赤。

治法

【选穴】背部膀胱经内侧循行线、大椎、身柱。

【定位】

背部膀胱经内侧循行线：在背部脊椎旁开 1.5 寸。

大椎：在正中线上，第 7 颈椎棘突下凹陷中。

身柱：在背部，第 3 胸椎棘突下凹陷处。

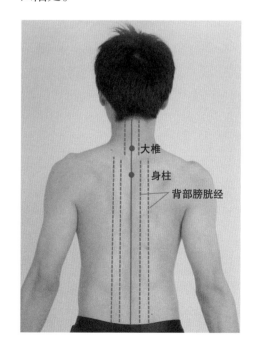

—— **操作方法** ——

先在膀胱经内侧循行线上涂抹凡士林，采用走罐法，以皮肤出现较密集的痧点为度，大椎、身柱采用留罐法，每次留罐 10 ～ 15 分钟，每日 1 次，10 次为 1 疗程。

注意事项

（1）治疗肺炎应以中西医药物治疗为主，拔罐疗法用于辅助治疗。

（2）治疗期间要加强营养，注意休息，适当锻炼，促进康复。

病例

蔡某，女，37 岁。右下肺肺炎 5 日，症见咳嗽频频，喉中有痰声，痰多稠黄、难咳出，低热，食欲不振。在使用抗生素治疗的同时，穴用大椎、肺俞、曲池、合谷、中脘，采用刺络拔罐法，用梅花针在大椎、肺俞、曲池轻叩刺，待微出血为度，再拔罐，留罐 10 ～ 15 分钟。合谷、中脘采用留罐法，留罐 5 ～ 10 分钟，每日 1 次，10 次为 1 疗程。治疗 1 疗程后第 10 日复查胸部 X 线摄片，原斑片状阴影已无。

惊 悸

惊悸是指气血虚弱，痰饮瘀血阻滞心脉，心失所养，心脉不畅等引起的以惊慌不安、心脏急剧跳动、不能自主为主要症状的一种病证。本病临床多为阵发性，有时也有呈持续性者，并伴有胸痛、胸闷、喘息、吸气不够、头晕和失眠等症状。一般分为心虚胆怯和心脾虚损 2 型。

心虚胆怯

 症状

心悸不宁，善惊易怒，稍惊即发，劳累则加重，兼有胸闷气短，自汗出，坐卧不安，不愿闻及声响，少寐多梦而易惊醒。

治法

【选穴】心俞至胆俞的连线、内关、关元。

【定位】

心俞：在背部，第 5 胸椎棘突下，旁开 1.5 寸。

胆俞：在背部，第 10 胸椎棘突下，旁开 1.5 寸。

内关：在前臂掌侧，腕横纹上 2 寸，掌长肌腱与桡侧腕屈肌腱之间。

关元：在下腹部，前正中线上，脐中下 3 寸。

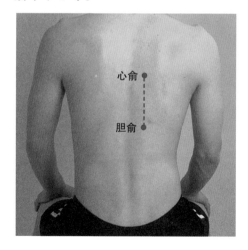

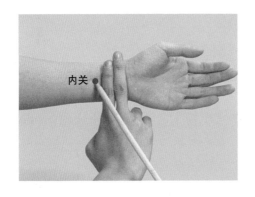

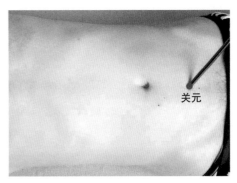

操作方法

梅花针以轻度手法叩刺内关，以出血点较多为度，然后拔罐，出血量以较多血点冒出皮肤为准，然后取掉罐具。同时在心俞至胆俞的直线上涂抹凡士林，用火罐吸定后来回走罐，至皮肤潮红为止。然后配合艾灸关元，至局部皮肤出现红晕，温热感明显为止。每日 1 次，10 次为 1 疗程。

心脾虚损

症状

心跳不安，气短，失眠多梦，思虑劳心则加重，多伴有神疲乏力，眩晕健忘，面色无华，口唇色淡，食少腹胀，大便稀烂。

治法

【选穴】心俞、脾俞、内关、气海、关元。

【定位】

心俞：在背部，第 5 胸椎棘突下，旁开 1.5 寸。

脾俞：在背部，第 11 胸椎棘突下，旁开 1.5 寸。

内关：在前臂掌侧，腕横纹上 2 寸，掌长肌腱与桡侧腕屈肌腱之间。

气海：在下腹部，前正中线上，脐中下 1.5 寸。

关元：在下腹部，前正中线上，脐中下 3 寸。

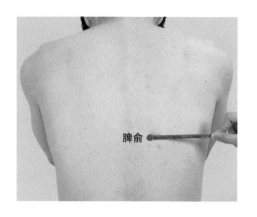

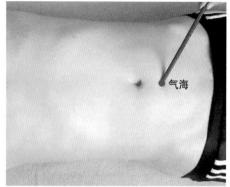

——————— 操作方法 ———————

上述各穴拔罐后留罐10分钟，取罐后行温和灸15分钟，以皮肤感觉温热、舒适感为度，10次为1疗程。

注意事项

（1）拔罐治疗惊悸不仅可改善和控制症状，对于疾病本身也有治疗作用，坚持治疗，效果显著；但在器质性心脏病出现心力衰竭如呼吸急促、不能平卧等症状倾向时，则应针对病情的轻重缓急，及时采用综合治疗措施。

（2）日常起居要有规律，清心寡欲，调适情志，不怒不怨，心态平和。

（3）注意营养，锻炼身体，增强抵御外邪入侵的能力。

病例

朱某，女，34岁。1年多以来，经常发生心胸部憋闷感，心慌心悸，稍受惊吓即发作，睡眠差，多梦而容易惊醒，症状常与受惊、情绪不佳、劳累等有关，长期服用安神定志丸、心脉通等药物治疗，未见明显效果。后配合拔罐疗法，穴取心俞、胆俞、内关，梅花针叩刺内关，用火罐吸定，留罐10分钟；同时心俞至胆俞用火罐吸定后来回走罐，至皮肤潮红为止，每日1次。经7次治疗后，自觉症状减轻，后巩固治疗2疗程，基本痊愈。

失 眠

　　失眠是以经常不能获得正常睡眠为特征的一种病症。轻者入睡困难，有入睡后易醒，有醒后不能再入睡，还伴有心悸、多梦、头重、精神不振，记忆力减退等全身症状。多因饮食不节，情志失常，劳倦、思虑过度及病后、年迈体虚等因素，导致心神不安，神不守舍。本病病位在心，与肝、脾、肾关系密切，如思虑、劳倦伤及诸脏，精血内耗，心神失养，神不内守，阳不入阴，每致顽固性失眠。亦有时睡时醒等，严重者则整夜不能入睡。一般分为心脾两虚、肝郁气滞、心肾不交3型。

心脾两虚

症状

　　多梦易醒，心悸健忘，伴头晕目眩，肢倦神疲，饮食无味，面色少华，或脘闷纳呆。

治法

　　【选穴】足三里、三阴交、神门。
　　【定位】
　　神门：在手腕部位，手腕关节手掌侧，尺侧腕屈肌腱的桡侧凹陷处。

　　足三里：在小腿前外侧，犊鼻下3寸，距胫骨前缘1横指（中指）。

　　三阴交：在小腿内侧，足内踝尖上3寸，胫骨内侧缘后方。

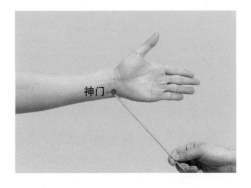

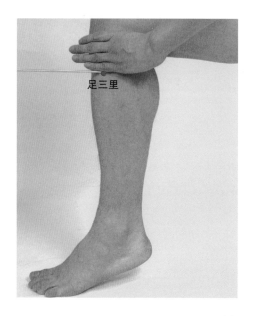

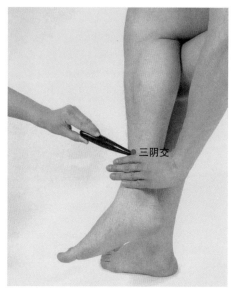

──────── 操作方法 ────────

单纯拔罐法，留罐 10 分钟，每日 1 次，5 次为 1 疗程。

肝郁气滞

症状

　　失眠伴急躁易怒，严重者彻夜不能入睡，伴有胸闷胁痛，不思饮食，口苦而干。

治法

　　【选穴】肝俞、内关、神门、太冲。

　　【定位】

　　肝俞：在背部，第 9 胸椎棘突下，旁开 1.5 寸。

　　内关：在前臂掌侧，腕横纹上 2 寸，掌长肌腱与桡侧腕屈肌腱之间。

　　神门：在手腕部位，手腕关节手掌侧，尺侧腕屈肌腱的桡侧凹陷处。

　　太冲：在足背侧，第 1 跖骨间隙的后方凹陷处。

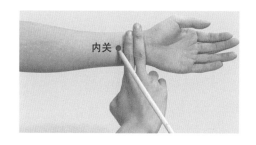

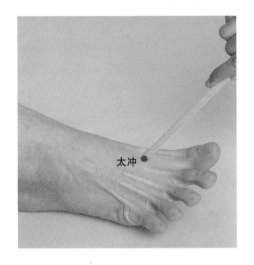

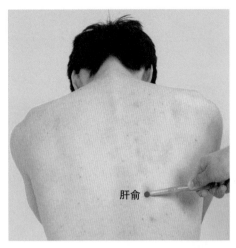

───── 操作方法 ─────

神门、内关、肝俞3穴采取单纯拔罐法，留罐10分钟。太冲点刺出血，以微微出血为度，每日1次，5次为1疗程。

心肾不交

症状

失眠伴心悸不安，口干咽燥，颧红面赤，腰膝酸软。

治法

【选穴】心俞、肾俞、内关、神门。

【定位】

心俞：在背部，第5胸椎棘突下，旁开1.5寸。

肾俞：在腰部，第2腰椎棘突下，旁开1.5寸。

内关：在前臂掌侧，腕横纹上2寸，掌长肌腱与桡侧腕屈肌腱之间。

神门：在手腕部位，手腕关节手掌侧，尺侧腕屈肌腱的桡侧凹陷处。

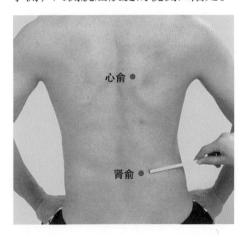

— **操作方法** —

单纯拔罐法，留罐 10 分钟，每日 1 次，5 次为 1 疗程。

注意事项

（1）调适情志，喜怒有节，开阔心胸，淡泊名利，劳逸结合，起居规律，晚餐清淡，按时睡眠。

（2）积极查治可能引发本病的原发疾病。

病例

徐某，女，38 岁。失眠 2 年，加重 1 月余，终日不得眠，或眠后易醒，胃纳不佳，精神疲倦，心悸健忘，曾服用中药、西药效果不明显。患者面色苍白，语声低微，舌淡、苔白、脉细弱。穴取神门、内关、心俞、脾俞，采取单纯拔罐法，留罐 10 分钟，每日 1 次，5 次 1 疗程。治疗 1 疗程后，每夜可安睡 4 个小时，精神转佳，胃纳有所改善。继续以前法治疗，连续治疗 4 疗程后，诸症消失。

健 忘

大脑是使用频率最高也最容易疲劳的器官。长时间用脑，不注意休息，可引起脑胀、反应迟钝、思维能力下降。随着年龄的增长，大脑功能逐步减弱，脑力逐渐减退，出现记忆力差、健忘等症状。进入老年，脑力减退更明显。一般分为心脾不足和肾虚2型。

心脾不足

症状

健忘失眠，精神疲倦，神疲乏力，不思饮食，口淡乏味，心悸心慌，面色苍白。

治法

【选穴】膏肓、心俞、脾俞、内关、足三里。

【定位】

膏肓：在背部，第4胸椎棘突下，旁开3寸。

心俞：在背部，第5胸椎棘突下，旁开1.5寸。

脾俞：在背部，第11胸椎棘突下，旁开1.5寸。

内关：在前臂掌侧，腕横纹上2寸，掌长肌腱与桡侧腕屈肌腱之间。

足三里：在小腿前外侧，犊鼻下3寸，距胫骨前缘1横指（中指）。

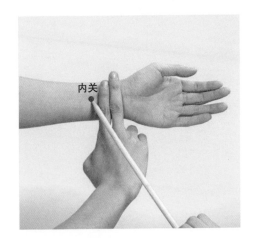

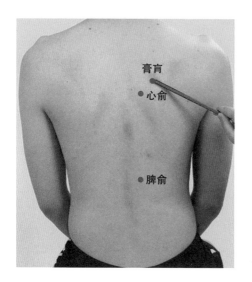
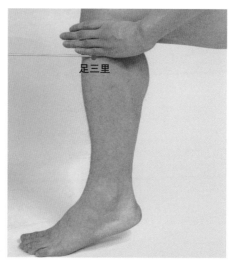

—— 操作方法 ——

上述各穴拔罐后留罐 10 分钟，然后上述各穴行温和灸 15～20 分钟，至局部皮肤出现红晕，温热感明显为止。每日 1 次，10 次为 1 疗程。

肾　虚

症状

健忘失眠，精神疲倦，腰膝酸软，头发早白，下午或夜间安静时容易出汗，胸中烦热，男性可见滑精、早泄，女性可见不孕，性欲减退。

治法

【选穴】百会、膏肓、肾俞、志室、内关、关元。

【定位】

百会：在头部，前发际正中直上

5 寸，或两耳尖连线的中点处。

膏肓：在背部，第 4 胸椎棘突下，旁开 3 寸。

肾俞：在腰部，第 2 腰椎棘突下，旁开 1.5 寸。

志室：在腰部，第 2 腰椎棘突下，旁开 3 寸。

内关：在前臂掌侧，腕横纹上 2 寸，掌长肌腱与桡侧腕屈肌腱之间。

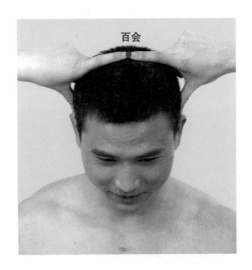
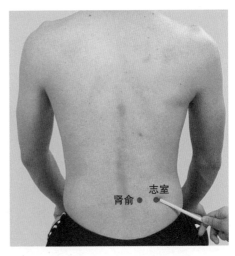

————— 操作方法 —————

上述各穴（除百会外）拔罐后留罐 10 分钟，然后所有穴位行温和灸 15 ～ 20 分钟，至局部皮肤出现红晕，皮肤有温热、舒适感为止。每日 1 次，10 次为 1 疗程。

注意事项

（1）调适情志，劳逸结合，多参加户外活动；不过度熬夜，保证充足睡眠；常梳头，晨起睡前用木梳排梳头皮 3 ～ 5 分钟，有醒脑健脑功效。

（2）增加营养，适当增加各种肉类食物，保持身体有足够的能量供给。

病例

范某，女，54 岁。记忆力减退 1 年余，遇事善忘，伴有精神疲倦，食欲不振，自觉吸气不够，四肢乏力，时有心悸失眠。采用拔罐疗法，穴取脾俞、心俞、内关、足三里、膏肓，采取灸罐法。上述各穴拔罐后留罐 10 分钟，之后行温和灸 20 分钟，以皮肤感觉温热、舒适感为度，10 次为 1 疗程。治疗 5 次后，觉上述症状稍有减轻，继续以上法巩固治疗 2 疗程，诸症痊愈。

胃痉挛

胃痉挛是继发于其他疾病（如急、慢性胃炎，胃、十二指肠溃疡及胃神经官能症等）的一个症状，常因烟酒不节、女子生殖疾病、月经异常、妊娠等现象的反射，引起胃酸分泌过多，刺激胃黏膜，导致胃平滑肌发生阵发性强烈收缩所致。其临床表现为：突然发作，其痛如钻、如刺、如灼、如绞；疼痛常向左胸、左肩胛、背部放射，同时腹部肌肉发生痉挛；伴有恶心、呕吐、面色苍白、手足厥冷、冷汗甚至休克。根据病情的轻重，数分钟或数小时后，患者可因出现嗳气、欠伸、呕吐而缓解。疼痛停止后，健康如常，其发作周期有一日数次或数日、数月1次。一般分为肝胃蕴热、寒邪内侵2型。

肝胃蕴热

症状

胃脘部灼热疼痛，痛势急，伴有恶心呕吐，反酸，口干口苦，口渴喜冷饮，烦躁易怒。

治法

【选穴】大椎、肝俞、胃俞、曲池、内庭。

【定位】

大椎： 在后正中线上，第7颈椎棘突下凹陷中。

肝俞： 在背部，第9胸椎棘突下，旁开1.5寸。

胃俞： 在背部，第12胸椎棘突下，旁开1.5寸。

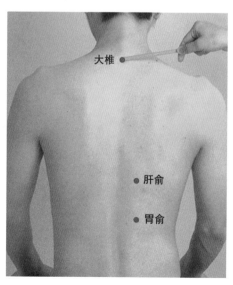

曲池：在肘横纹的外侧端，屈肘时当尺泽与肱骨外上髁连线中点。

内庭：在足背，第2、第3趾间，趾蹼缘后方赤白肉际处。

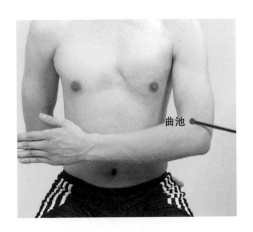

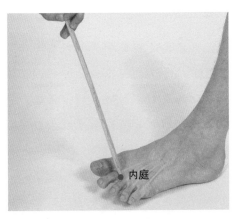

———— **操作方法** ————

大椎、内庭、曲池先用梅花针点刺出血，以微微出血为度，之后各穴（除内庭穴）拔罐，留罐10分钟，每日1次，5次为1疗程。

寒邪内侵

　　胃脘部疼痛、满闷不适，遇寒时疼痛加重，得温敷、热饮可以缓解，伴有四肢不温，不思饮食。

治法

　　【选穴】关元、肝俞、胃俞、中脘、梁门。

　　【定位】

　　关元：在下腹部，前正中线上，脐中下3寸。

　　肝俞：在背部，第9胸椎棘突下，旁开1.5寸。

　　胃俞：在背部，第12胸椎棘突下，旁开1.5寸。

　　中脘：在上腹部，前正中线上，脐中上4寸。

　　梁门：在上腹部，脐中上4寸，前正中线旁开2寸。

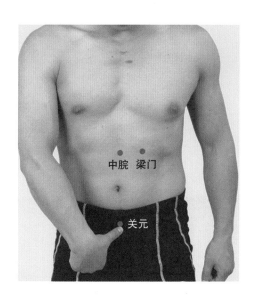

———— 操作方法 ————

先用艾条温灸中脘、关元 15～20 分钟，然后在上述各穴上留罐 10 分钟，每日 1 次，10 次为 1 疗程。

注意事项

（1）临床观察证实，凡强压痛部可缓解的痉挛，拔罐疗效较好；若拒按时，应考虑为器质性病变，要去医院做进一步检查。

（2）饮食定时定量，饭后 1 小时内不做剧烈运动，食物宜清淡，戒除烟酒，加强身体锻炼。

病例

张某，男，29 岁。上腹胃脘部灼热疼痛 3 小时，伴有恶心呕吐，泛吐酸水，平素脾气暴躁，曾肌内注射山莨菪碱未缓解，某医院诊断为胃痉挛。穴取肝俞、胃俞、大椎、内庭、曲池，采取刺络拔罐法，内庭、曲池先用毫针点刺出血，以微微出血为度，之后各穴（除内庭穴）拔罐，留罐 10 分钟。治疗 3 次后疼痛明显减轻，巩固治疗 2 个疗程后疼痛基本消失。

腹　痛

　　腹痛是指以胃以下、耻骨毛际以上的部位发生疼痛为主要表现的一种病症。腹痛虽是一种症状，但发作时与多种脏腑的疾病有关，如肝、胆、脾、胃、大小肠、子宫等。虽然腹痛的病因很多，但常见的多因外感风寒，邪入腹中；或暴饮暴食，脾胃运化无权；或过食生冷，进食不洁；或脾胃阳气虚弱，气血产生不足，经脉脏腑失其温养所致。根据病因及发作时特点分为湿热壅滞、虚寒腹痛及肝气郁滞3型。

湿热壅滞

　　腹部胀痛，拒按，大便秘结，或便后不爽，伴有胸闷不舒，烦渴引饮，身热自汗，小便短赤。

天枢： 在腹中部，脐中旁开2寸。

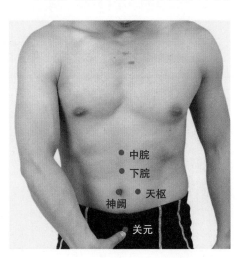

治法

　　【选穴】中脘、下脘、天枢。

　　【定位】

　　中脘： 在上腹部，前正中线上，脐中上4寸。

　　下脘： 在上腹部，前正中线上，脐中上2寸。

──────── 操作方法 ────────

　　单纯拔罐法，留罐10分钟，每日1次，3次为1疗程。

虚寒腹痛

 症状

腹痛绵绵，时作时止，喜热恶冷，痛时喜按，饥饿时及劳累后加重，得食休息后减轻，精神疲倦，四肢乏力、发冷，气短，不想说话，怕冷，食欲差，面色无华，大便质稀薄。

 治法

【选穴】中脘、神阙、关元。

【定位】

中脘：在上腹部，前正中线上，脐中上 4 寸。

神阙：在腹中部，脐中央。

关元：在下腹部，前正中线上，脐中下 3 寸。

——— 操作方法 ———

用艾条温和灸上述穴位 15 分钟，以皮肤感觉温热感、舒适为度，然后留罐 10 分钟，每日 1 次。另外，拔罐后可以用 250 克食盐置锅内炒热，用布包好，趁热置于脐上热熨 15 分钟。热度以患者能耐受为度，每日 1 次，5 次为 1 疗程。

肝气郁滞

 症状

脘腹疼痛，胀满不舒，两胁下胀痛，常痛引腹部两侧，时好时差，嗳气或矢气后则自觉舒服，遇忧思恼怒则疼痛加剧。

治法

【选穴】肝俞、期门、章门、中脘、天枢。

【定位】

肝俞：在背部，第 9 胸椎棘突下，旁开 1.5 寸。

期门：在胸部，乳头直下，第 6 肋间隙，前正中线旁开 4 寸。

章门：在侧腹部，第 11 肋游离端的下方。

中脘：在上腹部，前正中线上，脐中上 4 寸。

天枢：在腹中部，脐中旁开 2 寸。

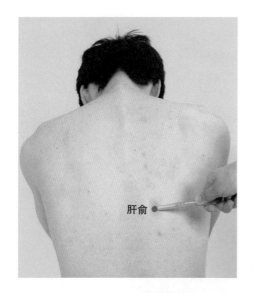

肝俞

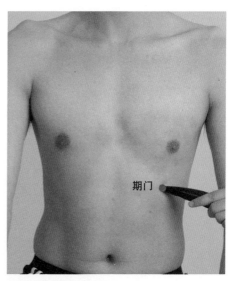

期门

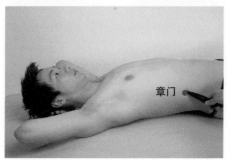

章门

操作方法

单纯拔罐法，留罐 10 分钟，每日 1 次，5 次为 1 疗程。

注意事项

（1）拔罐对腹痛有较好的疗效，但对剧烈腹痛的患者要注意鉴别，特别是伴有面色苍白、冷汗淋漓、四肢发凉症状者，要考虑有胃穿孔、急性腹膜炎、宫外孕等急症的可能，应立即送医院诊疗。

（2）日常起居要有规律，不贪食生冷，不暴饮暴食，注意腹部保暖，免受风寒侵袭。

病例

黄某，女，58岁。腹痛反复发作3年余，痛势不剧，绵绵不休，劳累、饮食过度后疼痛明显，饮食喜热恶冷，痛时喜按，伴有精神疲倦，气短，不想说话，怕冷，面色无华，大便粪质稀薄。穴取神阙、中脘、关元，采取灸罐法，用艾条温和灸3穴15分钟，以皮肤感觉温热、舒适为度，之后留罐10分钟，每日1次，5次为1疗程。治疗1疗程后，患者腹痛有所缓解，连续治疗5疗程，诸症皆愈。

腹 胀

　　腹胀是指胃肠道存有过量气体，感觉脘腹及脘腹以下的整个下腹部胀满的一种症状。本病多见于急性、慢性胃肠炎，胃肠神经官能症，消化不良，腹腔手术后。主要临床表现为：腹部胀满，叩之如鼓，食欲不振，食少饱闷，恶心嗳气，四肢乏力等。一般分为痰湿内阻和肝郁气滞2型。

痰湿内阻

症状

　　脘腹胀满不适，恶心呕吐，伴有头晕目眩，头重如裹，身重肢倦，或见咳嗽痰多，口淡不渴。

治法

　　【选穴】内关、中脘、脾俞、足三里、丰隆。

　　【定位】

　　内关：在前臂掌侧，腕横纹上2寸，掌长肌腱与桡侧腕屈肌腱之间。

　　中脘：在上腹部，前正中线上，脐中上4寸。

　　脾俞：在背部，第11胸椎棘突下，旁开1.5寸。

　　足三里：在小腿前外侧，犊鼻下3寸，距胫骨前缘1横指（中指）。

　　丰隆：在小腿前外侧，当外踝尖上8寸，距胫骨前缘约2横指。

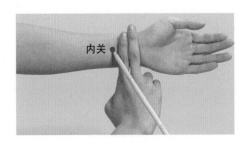

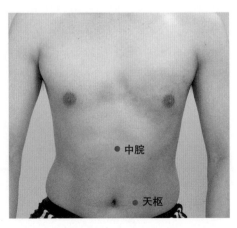

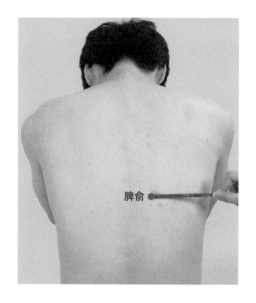

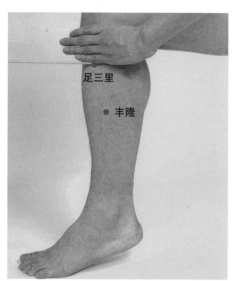

— 操作方法 —

单纯拔罐法，上述穴位拔罐后留罐 10 分钟，每日 1 次，5 次为 1 疗程。

肝郁气滞

症状

脘腹部胀闷不舒，痞塞满闷，胸胁胀满，嗳气则舒，伴有心烦易怒，时作叹息，常常因情志因素而症状有所加重。

治法

【选穴】章门、肝俞、胃俞、期门、中脘、天枢。

【定位】

章门：在侧腹部，第 11 肋游离端的下方。

肝俞：在背部，第 9 胸椎棘突下，旁开 1.5 寸。

胃俞：在背部，第 12 胸椎棘突下，

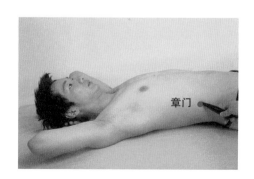

旁开 1.5 寸。

期门：在胸部，乳头直下，第 6 肋间隙，前正中线旁开 4 寸。

中脘：在上腹部，前正中线上，脐中上 4 寸。

天枢：在腹中部，脐中旁开 2 寸。

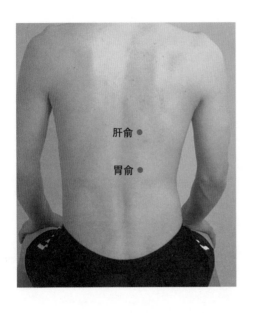

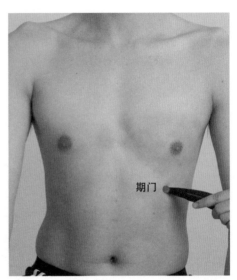

―――――― 操作方法 ――――――

单纯拔罐法，上述穴位拔罐后留罐 10 分钟，每日 1 次，5 次为 1 疗程。

注意事项

（1）手术瘢痕处不拔罐。

（2）腹胀多为慢性过程，常反复发作，经久不愈，所以应长期坚持治疗，树立战胜疾病的信心。

（3）注意饮食的调配，食物宜清淡，勿暴饮暴食，忌食油腻，戒烟酒，以免损伤脾胃。

（4）调适情志，避免精神刺激，以防气机郁滞，心态应平和，多参加户外活动。

病例

张某，男，37岁。胃脘部反复胀满2月余，伴有食欲不振，时时牵涉至胸胁部，嗳气则舒，平素脾气暴躁，常在生气、情绪激动后上述症状明显。经电子胃镜检查无明显器质性病变。穴取肝俞、胃俞、期门、章门、中脘、天枢，采取单纯拔罐法，上述穴位拔罐后留罐10分钟，每日1次，5次为1疗程。治疗1疗程后，觉腹部胀满较前有所缓解，继续治疗1疗程后，痊愈。随访1年未见复发。

呃　逆

呃逆俗称"打嗝"，是指气逆上冲，喉间呃呃连声，声短而频繁，不能自制的一种疾病，甚则妨碍谈话、咀嚼、呼吸、睡眠等。呃逆可单独发生，持续数分钟至数小时后可不治而愈，但也有个别病例反复发生，虽经多方治疗仍迁延数月不愈。多在寒凉刺激，饮食过急、过饱，情绪激动，疲劳，呼吸过于深频等诱因下引发。一般分为胃寒气逆和气滞痰阻2型。

胃寒气逆

 症状

呃逆沉缓有力，其呃得热则减，遇寒加重，恶食冷饮，喜饮热汤，胃脘部不舒，口淡不渴，或有过食生冷、寒凉史，或于受寒后发病。

治法

【选穴】膻中、巨阙、关元、内关。

【定位】

膻中：在胸部，前正中线上，平第4肋间，两乳头连线的中点。

巨阙：在上腹部，前正中线上，脐中上6寸。

关元：在下腹部，前正中线上，脐中下3寸。

内关：在前臂掌侧，腕横纹上2寸，掌长肌腱与桡侧腕屈肌腱之间。

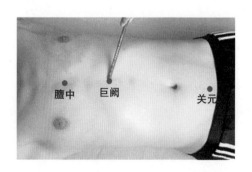

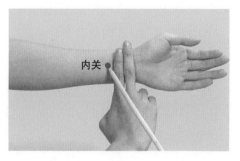

—— 操作方法 ——

上述各穴用艾条温和灸各 10 分钟后拔罐，留罐 15 分钟，每日 1 次。

气滞痰阻

症状

呃逆连声，胸胁胀满，或肠鸣排气，或呼吸不利，或恶心嗳气，头目昏沉，食欲不振，或见形体肥胖，平时多痰。

治法

【选穴】膈俞、肝俞、胆俞、膻中、中脘、期门。

【定位】

膈俞：在背部，第 7 胸椎棘突下，旁开 1.5 寸。

肝俞：在背部，第 9 胸椎棘突下，旁开 1.5 寸。

胆俞：在背部，第 10 胸椎棘突下，旁开 1.5 寸。

膻中：在胸部，前正中线上，平第 4 肋间，两乳头连线的中点。

中脘：在上腹部，前正中线上，脐中上 4 寸。

期门：在胸部，乳头直下，第 6 肋间隙，前正中线旁开 4 寸。

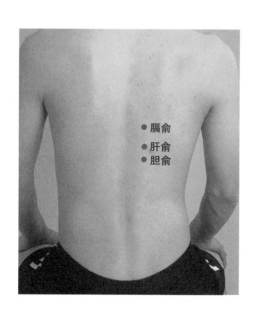

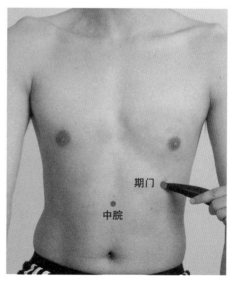

━━━━━━━━━━━ **操作方法** ━━━━━━━━━━━

单纯拔罐法，拔罐后留罐10分钟，每日1次，3次为1疗程。

注意事项

（1）注意日常饮食，少食生冷，吃饭时注意力集中，细嚼慢咽，不大声说话，不看书报，不暴饮暴食。

（2）注意胃脘部保暖，调适情志，心情开朗，多做户外锻炼。

（3）呃逆不止，饮食不进，出现虚脱倾向者，预后不良，应及时送医院诊治。

病例

马某，男，42岁。因晨跑呼吸冷空气后起病，呃逆频频，其呃得热则减，遇寒加重，虽经服阿托品、地西泮等药物治疗，呃逆仍迁延反复发作2月余。穴取膻中、巨阙、关元、内关，采取灸罐法，上述各穴用艾条温和灸各10分钟后拔罐，留罐15分钟，每日1次。经治疗3次后症状消失，未见复发。

便　秘

　　便秘是指大便次数减少，排便间隔时间过长，粪质干结，排便艰难；或粪质不硬，虽有便意，但便出不畅，多伴有腹部不适的病证。引起病变的原因有久坐少动、食物过于精细、缺少纤维素等，使大肠运动缓慢，水分被吸收过多，粪便干结坚硬，滞留肠腔，排出困难。年老体弱，津液不足；或贪食辛辣厚味，胃肠积热；或水分缺乏；或多次妊娠、过度肥胖等，皆可导致便秘。根据病因及发作时特点的不同，一般分为实证便秘和虚证便秘2型。

实证便秘

症状

　　大便干结，腹中胀满，伴有口干口臭，小便短赤；或伴有胸胁满闷，嗳气、呃逆等。

治法

　　【选穴】合谷、曲池、中脘、天枢、行间。

　　【定位】

　　合谷：第1、第2掌骨间，第2掌骨桡侧的中点处。

　　曲池：在肘横纹的外侧端，屈肘时，尺泽与肱骨外上髁连线中点。

　　中脘：在上腹部，前正中线上，脐中上4寸。

　　天枢：在腹中部，脐中旁开2寸。

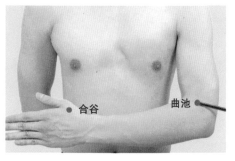

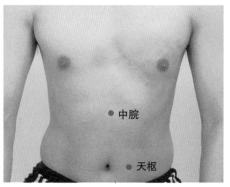

行间：在足背侧，第1、第2趾间，趾蹼缘的后方赤白肉际处。

———————— 操作方法 ————————

上述各穴梅花针轻叩刺，以皮肤发红或微微出血为度，之后拔罐留罐10分钟，每日1次，5次为1疗程。

虚证便秘

症状

大便干结，欲便不出，腹中胀满，伴有便后乏力，汗出气短；或伴有心悸气短，失眠健忘；或伴有面色苍白，四肢不温，喜热怕冷，小便清长，或腹中冷痛，拘急，怕按揉，或腰膝酸冷。

治法

【选穴】神阙、天枢、气海、关元、足三里。

【定位】

神阙：在腹中部，脐中央。

天枢：在腹中部，脐中旁开2寸。

气海：在下腹部，前正中线上，脐中下1.5寸。

关元：在下腹部，前正中线上，脐中下3寸。

足三里：在小腿前外侧，犊鼻下3寸，距胫骨前缘1横指（中指）。

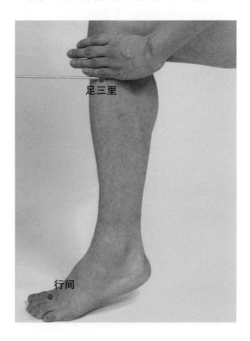

足三里

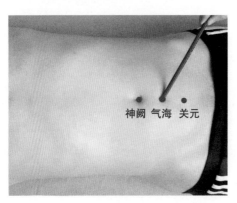

神阙 气海 关元

行间

—————— **操作方法** ——————

先在上述各穴用艾条温灸 10～15 分钟，以局部皮肤红晕为度，然后拔罐，留罐 15 分钟，每日 1 次，10 次为 1 疗程。

注意事项

（1）治疗期间注意饮食节制，忌食生冷，忌暴饮暴食，忌辛辣油腻，养成定时排便习惯。

（2）多参加户外体育锻炼，常做收腹和提肛练习，促进肠蠕动。

病例

甘某，女，65 岁。便秘 2 年余，通常 3～5 日排便 1 次，大便需久蹲方出，便后脚麻身倦，偶于便前出现左下腹疼痛现象，排气、排便后疼痛消失。便质软，无黏液及脓血。腹部触诊无压痛，皮肤温度下腹部较上腹部低，舌质淡而边有齿印，苔薄白，两脉细弱。诊断为虚秘。穴取神阙、天枢、气海、关元、足三里，采取艾灸拔罐法，先在上述各穴用艾条温灸 10～15 分钟，以局部皮肤红晕为度，后拔罐，留罐 15 分钟，每日 1 次。治疗第 2 日排便 1 次，自述排便较容易，时间有所缩短。连续治疗 10 日后，每日均解大便。嘱患者经常用艾条灸足三里、关元，以益气保健。随访 1 年，除大便偶有 2 日解 1 次外，基本恢复正常。

肥　胖

肥胖是指人体脂肪沉积过多，超出标准体重的20%。人体的身高和体重之间有一定的比例，正常成人身高与体重的关系为：体重（千克）＝身高（厘米）－105。如果脂肪增多，体重增加，超过标准体重20%时，就被称为肥胖。肥胖症分为轻度、中度、重度3种类型。轻度：一般无自觉症状，生活起居正常无碍；中度：常有心悸、腹胀、易疲劳、畏热多汗、呼吸短促，甚至下肢浮肿等症状；重度：可出现胸闷、气促、嗜睡，严重者可出现心肺功能衰竭，诱发动脉硬化、冠心病、高血压、糖尿病、痛风、胆结石、脂肪肝等。一般分为饮食不节、脾胃积热和脾胃虚弱、痰湿内阻2型。

饮食不节、脾胃积热

症状

平素嗜食肥甘厚味，体型呈全身性肥胖，按之结实，食欲亢进，面色红润，畏热多汗，小便黄，大便秘结。

治法

【选穴】脾俞、胃俞、天枢、曲池、三阴交、内庭。

【定位】

脾俞: 在背部，第11胸椎棘突下，旁开1.5寸。

胃俞: 在背部，第12胸椎棘突下，旁开1.5寸。

天枢: 在腹中部，脐中旁开2寸。

曲池: 在肘横纹的外侧端，屈肘时，尺泽与肱骨外上髁连线中点。

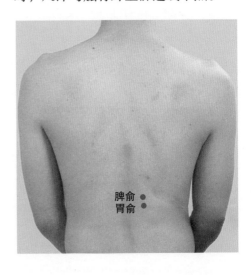

脾俞
胃俞

三阴交：在小腿内侧，足内踝尖上 3 寸，胫骨内侧缘后方。

内庭：在足背，第 2、第 3 趾间，趾蹼缘后方赤白肉际处。

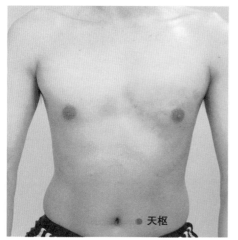

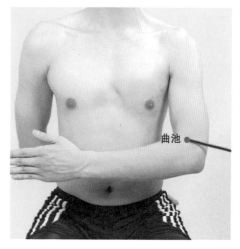

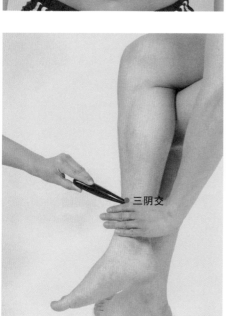

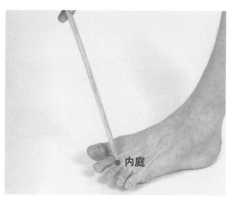

———————— 操作方法 ————————

上述各穴用梅花针轻叩刺，以皮肤发红或微微出血为度，之后拔罐后留罐 10 分钟，每日 1 次，10 次为 1 疗程。

脾胃虚弱、痰湿内阻

 症状

　　体胖以面颊部为甚，肌肉松弛，神疲乏力，食欲不振，胸胁、腹部胀闷不适，小便量少，或见全身水肿、恶心呕吐。

治法

　　【选穴】脾俞、中脘、气海、关元、足三里、丰隆。

　　【定位】

　　脾俞：在背部，第11胸椎棘突下，旁开 1.5 寸。

　　中脘：在上腹部，前正中线上，脐中上 4 寸。

　　气海：在下腹部，前正中线上，脐中下 1.5 寸。

　　关元：在下腹部，前正中线上，脐中下 3 寸。

　　足三里：在小腿前外侧，犊鼻下 3 寸，距胫骨前缘 1 横指（中指）。

　　丰隆：在小腿前外侧，外踝尖上 8 寸，距胫骨前缘 2 横指。

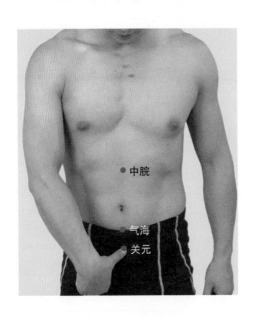

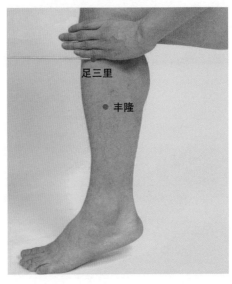

—— 操作方法 ——

上述各穴用艾条行温和灸 15 分钟，以皮肤感觉温热、舒适为度，后留罐 10 分钟，每日 1 次，10 次为 1 疗程。

注意事项

（1）拔罐治疗肥胖效果明显，但须长期坚持。

（2）要控制饮食，减少脂肪和碳水化合物的摄入，多吃水果和蔬菜，积极参加体育锻炼。

病例

张某，男，38 岁。5 年来体重逐渐增加，身高 170cm，体重达 85kg，多食易饥，喜食油腻、甜食，面色红润，怕热汗出。穴取脾俞、胃俞、天枢、曲池、内庭、三阴交，采取刺络拔罐法，上述各穴用梅花针轻叩刺，以皮肤发红或微微出血为度，之后拔罐，留罐 10 分钟，每日 1 次，10 次为 1 疗程。治疗 1 疗程后体重下降 5kg，继续以上法治疗 2 疗程，体重再下降 6kg。随访 3 个月，体重无回升。

脑卒中后遗症

脑卒中后遗症是指急性脑血管疾病治疗后脱离生命危险，但遗留肢体功能障碍的疾病。表现为意识清醒，但上肢、下肢不能协调运动，口齿不清，吞咽不利，关节强直，口眼㖞斜，口角流涎，手足麻木等。根据其特点的不同，一般分为实证和虚证2型。

实 证

症状

半身不遂，肢体强痉，口舌歪斜，言语不利，伴有眩晕头胀痛，面红目赤，心烦易怒，口苦咽干，便秘尿黄；或伴有腹胀便秘，头晕目眩，口黏痰多，午后面红、烦热等。

治法

【选穴】肩髃、曲池、合谷、居髎、环跳、风市、阳陵泉、承山、血海。

【定位】

肩髃： 在肩部，三角肌上，臂外展，或向前平伸时，肩峰前下方凹陷处。

曲池： 在肘横纹外侧端，屈肘，尺泽与肱骨外上髁连线中点。

合谷： 在手背，第1、第2掌骨间，第2掌骨桡侧的中点处。

居髎： 在髋部，髂前上棘与股骨大转子最凸点连线的中点处。

环跳： 在股外侧部，侧卧屈股，股骨大转子最凸点与骶骨裂孔连线的外1/3与中1/3交点处。

风市： 在大腿外侧部的中线上，腘横纹上7寸，或直立垂手时，中指尖处。

阳陵泉： 在小腿外侧，腓骨头前下方凹陷处。

承山： 在小腿后面正中，伸直小腿或足跟上提时腓肠肌肌腹下出现尖角凹陷处。

血海： 屈膝，在大腿内侧，髌底内侧端上2寸，股四头肌内侧头的隆起处。

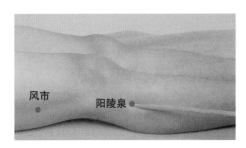

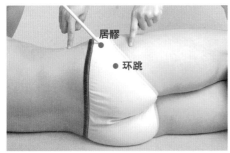

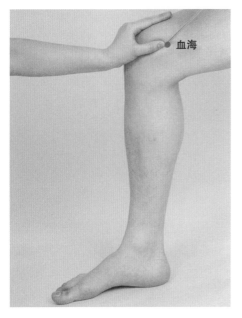

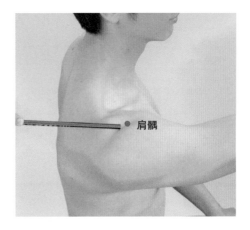

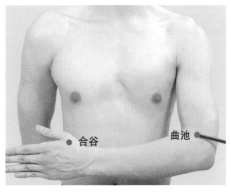

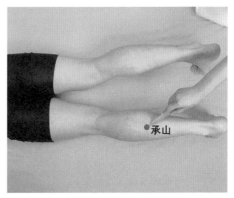

—————— 操作方法 ——————

单纯拔罐法，上述各穴拔罐，留罐 15 分钟，每日 1 次，10 次为 1 疗程。

虚 证

半身不遂，肢体瘫软，言语不利，口舌歪斜，伴有面色苍白，气短乏力，偏身麻木，心悸自汗出；或伴有手足心热，肢体麻木，五心烦热，失眠，眩晕耳鸣等。

治法

【选穴】大椎、膈俞、肝俞、脾俞、肾俞、气海、关元、肩髃、臂臑、手三里、合谷、足三里、三阴交、悬钟。

【定位】

大椎：在后正中线上，第7颈椎棘突下凹陷中。

膈俞：在背部，第7胸椎棘突下，旁开1.5寸。

肝俞：在背部，第9胸椎棘突下，旁开1.5寸。

脾俞：在背部，第11胸椎棘突下，旁开1.5寸。

肾俞：在腰部，第2腰椎棘突下，旁开1.5寸。

气海：在下腹部，前正中线上，脐中下1.5寸。

关元：在下腹部，前正中线上，脐中下3寸。

肩髃：在肩部，三角肌上，臂外展，或向前平伸时，肩峰前下方凹

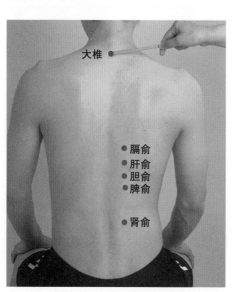

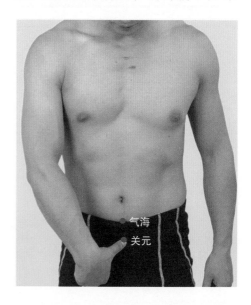

陷处。

臂臑： 在臂外侧，三角肌止点处，曲池与肩髃连线上，曲池上 7 寸。

手三里： 在前臂背面桡侧，阳溪与曲池穴连线上，肘横纹下 2 寸。

合谷： 位于手背，第 1、第 2 掌骨间，第 2 掌骨桡侧的中点处。

足三里： 在小腿前外侧，当犊鼻下 3 寸，距胫骨前缘 1 横指（中指）。

三阴交： 在小腿内侧，足内踝尖上 3 寸，胫骨内侧缘后方。

悬钟： 在小腿外侧，外踝尖上 3 寸，腓骨前缘。

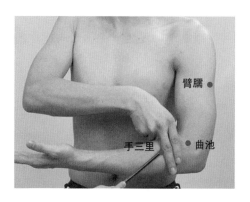

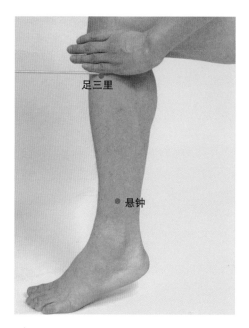

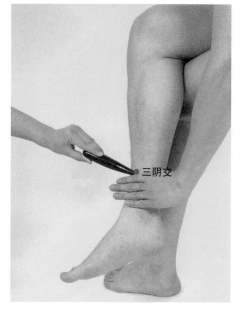

—————————— 操作方法 ——————————

先在大椎、膈俞、肝俞、脾俞、肾俞、气海、关元、足三里各穴用艾条温和灸 5～10 分钟，以局部皮肤红晕为度。然后各穴拔罐，留罐 15 分钟，每日 1 次，10 次为 1 疗程。

对症治疗

偏瘫常伴有手腕屈伸不利，肌肉、关节疼痛，足内翻、足外翻，口眼㖞斜，大便秘结等症状。手腕屈伸不利者，加外关，单纯拔罐；肌肉、关节疼痛者，加局部压痛点，单纯拔罐；足内翻者，加申脉，单纯拔罐；足外翻者，加照海，单纯拔罐；口眼㖞斜者，加颧髎、地仓、下关、颊车，闪罐；大便秘结者，加支沟、天枢、丰隆，单纯拔罐。

【定位】

外关：在前臂背侧，腕背横纹上2寸，尺骨与桡骨之间。

申脉：在足外侧部，外踝直下方凹陷中。

照海：在足内侧，内踝前下方凹陷处。

颧髎：在面部，目外眦直下，颧骨下缘凹陷处。

地仓：在面部，口角外侧，上直对瞳孔。

下关：在面部耳前方，颧弓与下颌切迹所形成的凹陷中。

颊车：在面颊部，下颌角前上方

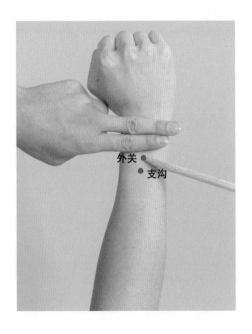

外关
支沟

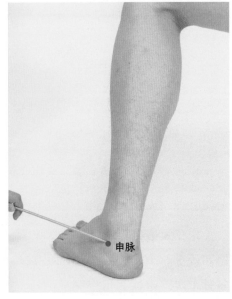

申脉

约 1 横指，咀嚼时咬肌隆起处。

　　支沟：在前臂背侧，腕背横纹上 3 寸，尺骨与桡骨之间。

　　天枢：在腹中部，脐中旁开 2 寸。

　　丰隆：在小腿前外侧，外踝尖上 8 寸，距胫骨前缘 2 横指。

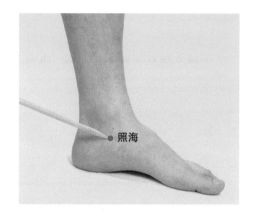

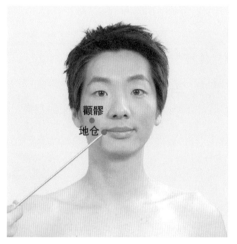

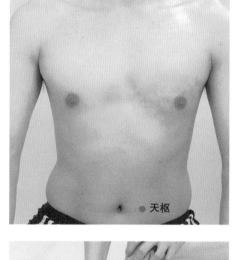

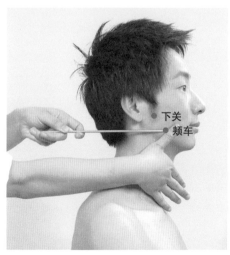

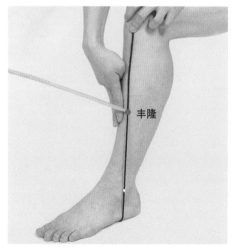

注意事项

（1）本病首先需要早期的功能恢复锻炼和及时的对症药物治疗。此外调适情志、增加营养、增强体质也是必要措施。

（2）拔罐、刮痧、按摩等中医理疗手段是脑卒中后遗症功能恢复的重要辅助治疗方法，可有效地促进肢体正常功能的恢复，缩短康复时间。

病例

李某，男，64岁。左侧肢体活动不利半年余，既往曾有脑梗塞病史，现症见左侧肢体手足萎软无力，不能行走，生活不能自理，言语不利，口舌歪斜，伴有精神疲倦，食欲不振，面色淡白。穴取肩髃、臂臑、手三里、合谷、大椎、膈俞、肝俞、脾俞、气海、关元、肾俞、足三里、三阴交、悬钟，采取灸罐法，先在大椎、膈俞、肝俞、脾俞、气海、关元、肾俞、足三里各穴用艾条温和灸5～10分钟，以局部皮肤红晕为度。然后各穴拔罐，留罐15分钟，每日1次，10次1疗程。治疗1疗程后，上述症状稍有好转，能在旁人搀扶下站立，胃口有所改善。继续上法治疗3个疗程，能拄拐杖慢慢行走，生活基本能自理，言语转清。

踝关节扭伤

踝关节扭伤，是指踝关节过度内翻或外翻，或突然跖屈，造成踝关节周围软组织扭伤，临床以外踝部韧带损伤多见。本病多因行、走、跑、跳、蹬、踢等运动姿势不当或遇地面障碍闪让不及所造成。急性损伤会立即出现疼痛、肿胀、活动受限、行走困难等症状；日久劳损或外伤后遗症也可经常引发疼痛。一般分为气滞血瘀和寒湿阻滞 2 型。

气滞血瘀

症状

踝关节部位红肿、发热、疼痛剧烈，活动明显受限，行走困难，发病前多有外伤史。

治法

【选穴】膈俞、血海、昆仑、解溪、丘墟。

【定位】

膈俞：在背部，第 7 胸椎棘突下，旁开 1.5 寸。

血海：屈膝，在大腿内侧，髌底内侧端上 2 寸，股四头肌内侧头的隆起处。

昆仑：在足部外踝后方，外踝尖与跟腱之间凹陷处。

解溪：在足背与小腿交界处的横纹中央凹陷中，拇长伸肌腱与趾长伸肌腱之间。

丘墟：在足外踝的前下方，趾长伸肌腱的外侧凹陷处。

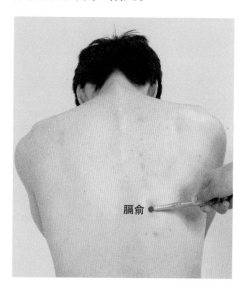

膈俞

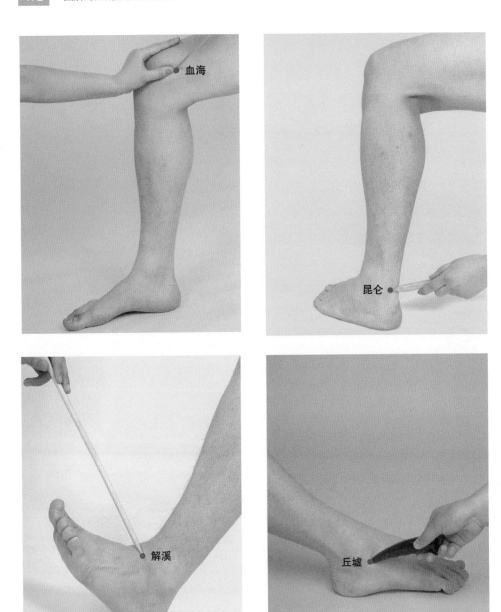

血海

昆仑

解溪

丘墟

────── **操作方法** ──────

　　刺络拔罐法，用三棱针在扭伤部位的肿痛处、瘀血处及上述各穴浅刺出血，挤出血数滴后拔罐。上述穴位拔罐后，留罐10分钟，每日1次，3次为1疗程。

寒湿阻滞

症状

　　踝关节部位麻木疼痛，活动稍受限，休息后不能缓解，给予热敷后症状好转，病史较长，缠绵不愈，多在气候变化时候疼痛明显。

治法

　　【选穴】足三里、三阴交、昆仑、解溪、丘墟。

　　【定位】

　　足三里： 在小腿前外侧，犊鼻下3寸，距胫骨前缘1横指（中指）。

　　三阴交： 在小腿内侧，足内踝尖上3寸，胫骨内侧缘后方。

　　昆仑： 在足部外踝后方，外踝尖与跟腱之间凹陷处。

　　解溪： 在足背与小腿交界处的横纹中央凹陷中，拇长伸肌腱与趾长伸肌腱之间。

　　丘墟： 在足外踝的前下方，趾长伸肌腱的外侧凹陷处。

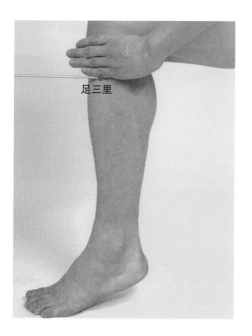

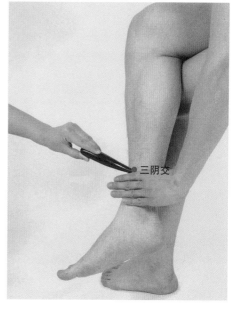

───── **操作方法** ─────

踝关节疼痛部位及上述各穴用艾条温和灸 20 分钟，以皮肤潮红、人体感觉舒适为度，上述各穴留罐 10 分钟，每日 1 次，5 次为 1 疗程。

注意事项

（1）踝关节急性扭伤，在 24 小时内采取冷敷法进行止血，以防止瘀血和肿胀加重；24 小时后采取热敷法进行活血化瘀，促进消肿，卧床休息时可适当抬高患肢。

（2）扭伤后 24 小时内禁止拔罐，24 小时后进行刺络拔罐法治疗，治疗期间要静养少动，并要注意患肢的保暖。

病例

李某，23 岁，左侧踝关节疼痛 2 日。2 日前打篮球不慎扭伤左踝，现左则踝关节部红肿、发热、疼痛剧烈，活动明显受限，不能行走，左踝 X 线提示软组织肿胀，未发现骨折。穴取昆仑、丘墟、解溪、太溪，采取刺络拔罐法，用三棱针在扭伤部位的肿痛处、瘀血处及上述各穴浅刺出血，挤出血数滴后拔罐。上述穴位拔罐后，留罐 10 分钟，每日 1 次，3 次为 1 疗程。治疗当天疼痛大大减轻，再用前法治疗 1 疗程，痊愈。

坐骨神经痛

坐骨神经痛以疼痛放射至一侧或双侧臀部、大腿后侧为特征，是由于坐骨神经根受压所致。疼痛可以是锐痛，也可以是钝痛，有刺痛，也有灼痛，可以是间断的，也可以是持续的。通常只发生在身体一侧，可因咳嗽、喷嚏、弯腰、举重物而加重。根据是否由脊椎病变引起或坐骨神经本身病变引起疼痛，一般分为根性疼痛（继发性）和干性疼痛（原发性）2型。

根性疼痛

症状

一侧或双侧臀部、大腿后侧疼痛，多伴有腰椎叩击痛，疼痛可因咳嗽、喷嚏、弯腰等而加重，或伴有小腿外侧、足背皮肤感觉明显减弱。多有腰椎间盘突出症等病史。

治法

【选穴】肾俞、大肠俞、腰阳关、次髎、环跳、委中。

【定位】

肾俞：在腰部，第 2 腰椎棘突下，旁开 1.5 寸。

大肠俞：在腰部，第 4 腰椎棘突下，旁开 1.5 寸。

腰阳关：在腰部，后正中线上，第 4 腰椎棘突下凹陷中。

次髎：在骶部，髂后上棘内下方，适对第 2 骶后孔处。

环跳：在股外侧部，侧卧屈股，股骨大转子最凸点与骶骨裂孔连线的外 1/3 与中 1/3 交点处。

委中：在腘横纹中点，股二头肌腱与半腱肌腱的中间。

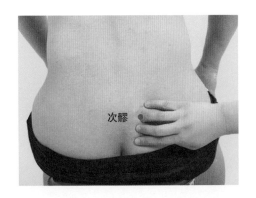

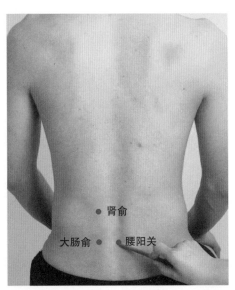

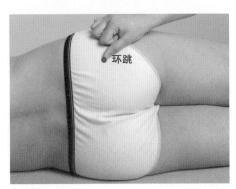

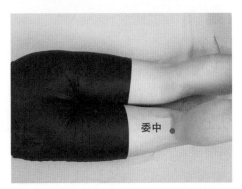

操作方法

先用梅花针以中度手法叩刺委中，以有较多出血点为度，拔罐后留罐，出血量以较多血点冒出皮肤为准，然后取掉罐具。在患者腰部涂抹凡士林，用大罐吸定于腰部肾俞处，采用来回横走腰骶部的方法，以局部皮肤红晕，或有痧点为度，最后各穴留罐 10 ～ 15 分钟，每日 1 次，5 次为 1 疗程。

干性疼痛

症状

一侧或双侧臀部、大腿后侧疼痛，无腰椎叩击痛。

治法

【选穴】环跳、风市、委中、承山、飞扬、悬钟、阿是穴。

【定位】

环跳：在股外侧部，侧卧屈股，股骨大转子最凸点与骶骨裂孔连线的外 1/3 与中 1/3 交点处。

风市：在大腿外侧部的中线上，腘横纹上 7 寸，或直立垂手时，中指尖处。

委中：在腘横纹中点，股二头肌腱与半腱肌腱的中间。

承山：在小腿后面正中，当伸直小腿或足跟上提时腓肠肌肌腹下出现尖角凹陷处。

飞扬：在小腿后面，当外踝后昆仑直上 7 寸，承山外下方 1 寸处。

悬钟：在小腿外侧，外踝尖上 3 寸，腓骨前缘。

阿是穴：即压痛点。

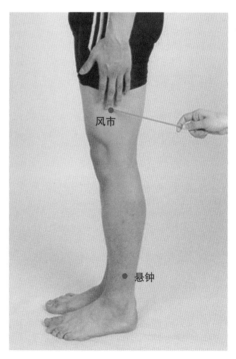

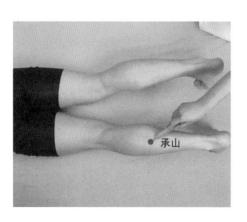

─────────── 操作方法 ───────────

先用梅花针以中度手法叩刺环跳、委中、承山、阿是穴，以出现较多出血点为度，拔罐后留罐，出血量以较多血点冒出皮肤为准，然后取掉罐具。在患者大腿后部坐骨神经线路上涂抹万花油，用大罐采用走罐的方法，以局部皮肤红晕，或有痧点为度，最后各穴留罐 5～10 分钟。每日 1 次，5 次为 1 疗程。

注意事项

（1）坐骨神经痛可由多种疾病引发，故在拔罐治疗的同时，应对原发病症进行积极查治。

（2）治疗期间要静卧休息，睡硬板床，调节饮食，节制房事，注意保暖，适当做腰腿锻炼。

病例

陈某，男，36 岁。坐骨神经痛 5 日。症见右臀后至大腿内侧、小腿后外侧有持续性疼痛，时有短暂针刺样加剧，右下肢活动时疼痛加重，直腿抬高试验阳性，在坐骨神经循行途径上有压痛，腰部 X 线正侧位片未发现明显异常，否认有腰椎外伤病史。穴取右侧环跳、承扶、殷门、合阳、委中、风市、承山、飞扬、悬钟、阿是穴，行刺络拔罐法、走罐法。先用梅花针以中度手法叩刺环跳、委中、承山、阿是穴，以出现较多出血点为度，拔罐后留罐，出血量以较多血点冒出皮肤为准，然后取掉罐具。在患者大腿后部坐骨神经线路上涂抹万花油，用大罐采用走罐的方法，以局部皮肤红晕，或有痧点为度，最后各穴留罐 5～10 分钟。每日 1 次，5 次为 1 疗程。治疗当天疼痛明显减轻，继续以上法巩固治疗 2 疗程，痊愈。

慢性腰痛

慢性腰痛又称腰肌劳损，主要是指腰骶部肌肉、筋膜、韧带等软组织的慢性损伤而引起的慢性疼痛。临床表现为长期、反复发作的腰背疼痛，时轻时重；劳累负重后加剧，卧床休息后减轻；阴雨天加重，晴天减轻；腰腿活动无明显障碍，但部分患者伴有脊柱侧弯、腰肌痉挛、下肢牵涉痛等症状。一般分为风寒湿困、肾气亏虚、气滞血瘀3型。

风寒湿困

症状

腰冷痛伴有沉重感，侧转不利，虽经卧床休息，症状也不减轻，天气变化症状加重，腰部热敷后感到舒适。

治法

【选穴】大椎、肾俞、腰阳关、委中。

【定位】

大椎：在后正中线上，第7颈椎棘突下凹陷中。

肾俞：在腰部，第2腰椎棘突下，旁开1.5寸。

腰阳关：在腰部，后正中线上，第4腰椎棘突下凹陷中。

委中：在腘横纹中点，股二头肌腱与半腱肌腱的中间。

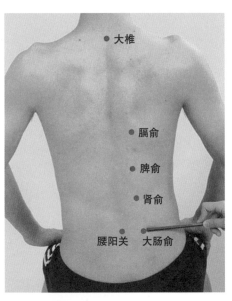

大椎

膈俞

脾俞

肾俞

腰阳关　大肠俞

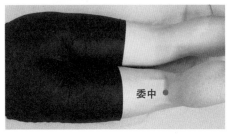

委中

———————————— 操作方法 ————————————

留罐 10 分钟，起罐后隔姜片温灸 10 分钟，以皮肤有温热感为度，每日 1 次，10 次为 1 疗程。

肾气亏虚

腰痛酸软无力，朝轻暮重，劳累加重，休息缓解，腰部捶、按后感觉舒适，可伴有耳鸣，头发早脱，五心烦热，肢体乏力。

【定位】

脾俞：在背部，第 11 胸椎棘突下，旁开 1.5 寸。

肾俞：在腰部，第 2 腰椎棘突下，旁开 1.5 寸。

大肠俞：在腰部，第 4 腰椎棘突下，旁开 1.5 寸。

腰阳关：在腰部，后正中线上，第 4 腰椎棘突下凹陷中。

治法

【选穴】脾俞、肾俞、大肠俞、腰阳关。

———————————— 操作方法 ————————————

单纯拔罐法，留罐 10 分钟，每日 1 次，10 次为 1 疗程。

气滞血瘀

腰胀痛或刺痛，痛处固定不移，以夜间为甚，局部肿胀、青紫，拒按，俯仰转侧受限，多有外伤史。

治法

【选穴】膈俞、肾俞、大肠俞、血海。

【定位】

膈俞：在背部，第7胸椎棘突下，旁开1.5寸。

肾俞：在腰部，第2腰椎棘突下，旁开1.5寸。

大肠俞：在腰部，第4腰椎棘突下，旁开1.5寸。

血海：屈膝，在大腿内侧，髌底内侧端上2寸，股四头肌内侧头的隆起处。

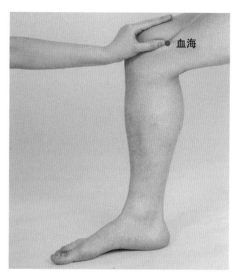

血海

——— 操作方法 ———

先用梅花针点刺各穴，以微出血为度。起针后拔罐，留罐10分钟，每日1次，10次为1疗程。

注意事项

（1）腰痛拔罐治疗期间要静养休息，不做剧烈运动和繁重劳动，纠正不良的站姿和坐姿，节制房事，适当腰背肌肉功能锻炼，注意腰腿部的防寒保暖。

（2）肾小球肾炎、肾盂肾炎引起的腰痛忌用或慎用拔罐疗法。

病例

任某，男，64岁。腰部冷痛7年，时痛时止，转侧不利，天气变化症状加重，腰部热敷后感到舒适，腰椎X线检查未见明显异常。穴取肾俞、大肠俞、大椎、风门，单纯拔罐法，留罐10分钟，起罐后隔姜片温灸10分钟，以皮肤有温热感为度，每日1次，10次为1疗程。治疗1疗程后，疼痛大减，活动较前灵活，为巩固治疗，再行治疗2疗程，腰痛消失，随访5年未复发。

腰椎间盘突出症

腰椎间盘突出症是一种常见的脊柱退行性疾病。现代医学认为，由于腰椎间盘退行性病变、腰外伤、积累性劳损，导致纤维环部分或完全破裂，髓核突出，压迫或刺激神经根和脊髓而引起腰部疼痛，一侧下肢或双下肢麻木、疼痛等一系列临床症状。根据病因及临床表现特点不同分为寒湿型、瘀血型及肾虚型3型。

寒湿型

 症状

腰部冷痛重着，每遇阴雨天或腰部感寒后加剧，痛处喜温，转侧不利，静卧痛势不减，或伴有下肢肢体麻木、重着疼痛，体倦乏力，或肢末欠温，食少腹胀。

治法

【选穴】委中、肾俞、腰阳关、阴陵泉。

【定位】

委中：在腘横纹中点，股二头肌腱与半腱肌腱的中间。

肾俞：在腰部，第2腰椎棘突下，旁开1.5寸。

腰阳关：在腰部，后正中线上，第4腰椎棘突下凹陷中。

阴陵泉：在小腿内侧，胫骨内侧髁后下方凹陷处。

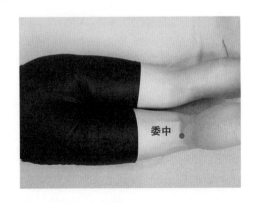

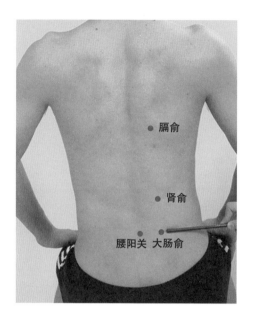
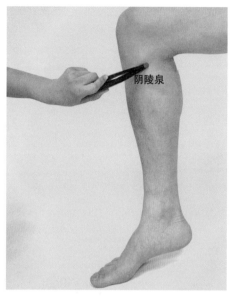

———— 操作方法 ————

拔罐后留罐 10 分钟，起罐后沿着腰部及下肢疼痛部位加温和灸 20 分钟，以皮肤潮红、感觉舒适为度，每日 1 次，5 次为 1 疗程。

瘀血型

 症状

腰痛如刺，痛处固定，日轻夜重，痛处拒按，轻者俯仰不便，重者不能转侧，面晦唇暗，伴有下肢肢体麻木疼痛，或时有短暂针刺样加剧，下肢活动后疼痛加重，或伴血尿，病势急暴，突然发病者，有闪挫跌打外伤史。

治法

【选穴】膈俞、肾俞、次髎、血海、委中。

【定位】

膈俞： 在背部，第 7 胸椎棘突下，旁开 1.5 寸。

肾俞： 在腰部，第 2 腰椎棘突下，旁开 1.5 寸。

次髎：在骶部，髂后上棘内下方，适对第 2 骶后孔处。

血海：屈膝，在大腿内侧，髌底内侧端上 2 寸，股四头肌内侧头的隆起处。

委中：在腘横纹中点，股二头肌腱与半腱肌肌腱的中间。

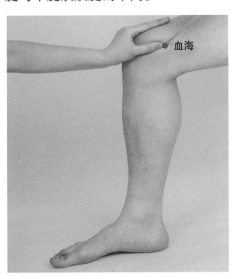

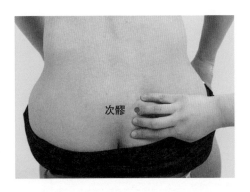

—— **操作方法** ——

委中采取三棱针点刺出血，出血量以 3 ～ 5 毫升为宜，余 4 穴用梅花针轻叩刺，以皮肤微微发红为度，再进行拔罐，留罐 10 分钟，每日 1 次，5 次为 1 疗程。

肾虚型

症状

腰痛以酸软为主，喜按喜揉，遇劳更甚，常反复发作，伴有腰膝无力，或见心烦失眠，口燥咽干。或见手足不温，少气乏力。

治法

【选穴】肾俞、大肠俞、次髎、委中、承山。

【定位】

肾俞：在腰部，第 2 腰椎棘突下，旁开 1.5 寸。

大肠俞：在腰部，第 4 腰椎棘突下，旁开 1.5 寸。

次髎：在骶部，髂后上棘内下方，适对第 2 骶后孔处。

委中：在腘横纹中点，股二头肌腱与半腱肌肌腱的中间。

承山：在小腿后面正中，当伸直小腿或足跟上提时腓肠肌肌腹下出现尖角凹陷处。

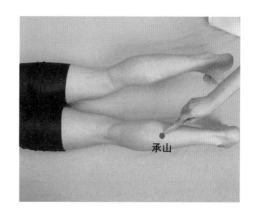

承山

───── 操作方法 ─────

可隔附子片灸或艾条直接温和灸各穴 15 分钟，再进行拔罐，留罐 10 分钟，每日 1 次，5 次为 1 疗程。

注意事项

拔罐治疗可明显改善本症症状，治疗期间应睡硬板床，并注意腰背防寒保暖，对重症患者须配合中西医综合治疗措施。

病例

余某，男，53 岁。腰腿部疼痛 10 日，有腰腿部外伤史，症见右臀后至大腿内侧、小腿后外侧持续性疼痛，疼痛部位固定不变，偶有针刺样疼痛加剧，下肢活动时疼痛加重，腰骶部略觉疼痛，活动受限，直腿抬高试验阳性，在坐骨神经循行途径上有压痛，腰部 X 线正侧位片未发现腰部脊柱病理征。治疗上穴取肾俞、次髎、委中、承山，采取刺络拔罐法。委中采取三棱针点刺出血，出血量以 3～5 毫升为宜，余 3 穴用毫针刺入，得气后留针 10 分钟，出针后，再进行拔罐，留罐 10 分钟，每日 1 次，5 次为 1 疗程。术后当天疼痛减轻，续以前法连续治疗 2 疗程告愈。

痔 疮

痔疮是指直肠下端黏膜和肛管远侧段皮下的静脉曲张团块呈半球状隆起的肉球。如发生在肛门内的叫内痔，在肛门外的叫外痔，内外均有的为混合痔。外痔在肛门边常有增生的皮瓣，发炎时疼痛；内痔便后可见出血，颜色鲜红，附在粪便外部。痔核可出现肿胀、疼痛、瘙痒、流水、出血等，大便时会脱出肛门。一般可以分为饮食不节、损伤脾胃和湿热下注2型。

饮食不节、损伤脾胃

症状

饮食不节，喜食辛辣食物，胃中灼热，便后出血，血色鲜红，肛门发痒，大便不畅，全身症状不明显。

治法

【选穴】气海俞、大肠俞、足三里、委中、承山。

【定位】

气海俞：在腰部，第3腰椎棘突下，旁开1.5寸。

大肠俞：在腰部，第4腰椎棘突下，旁开1.5寸。

足三里：在小腿前外侧，犊鼻下3寸，距胫骨前缘1横指（中指）。

委中：在腘横纹中点，股二头肌腱与半腱肌肌腱的中间。

承山：在小腿后面正中，委中与昆仑之间，当伸直小腿或足跟上提时腓肠肌肌腹下出现尖角凹陷处。

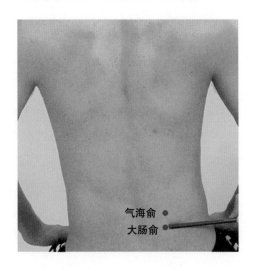

气海俞
大肠俞

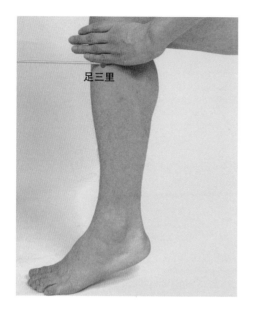

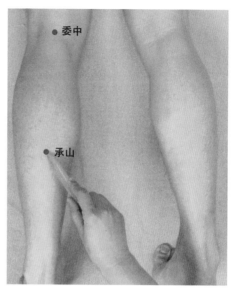

---操作方法---

上述穴位拔罐后留罐 10 分钟，每日 1 次，5 次为 1 疗程。

湿热下注

症状

肛门处肿痛，口干口苦，胃部疼痛，食欲不振，大便干燥或秘结，小便色黄，便时滴血。

治法

【选穴】大肠俞、阴陵泉、承山、内庭。

【定位】

大肠俞：在腰部，第 4 腰椎棘突下，旁开 1.5 寸。

阴陵泉：在小腿内侧，胫骨内侧髁后下方凹陷处。

承山：在小腿后面正中，当伸直小腿或足跟上提时腓肠肌肌腹下出现尖角凹陷处。

内庭：在足背，第 2、第 3 趾间，趾蹼缘后方赤白肉际处。

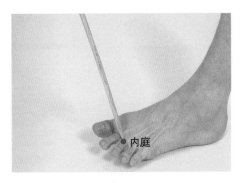
内庭

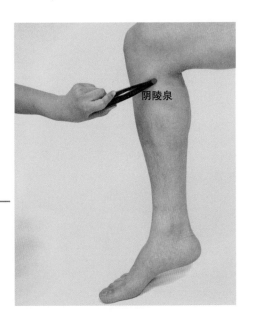
阴陵泉

—— 操作方法 ——

大肠俞、承山、阴陵泉单纯拔罐法，留罐 10 分钟；内庭三棱针点刺出血，出血量以 3 ～ 5 毫升为度，之后拔罐留罐 10 分钟，每日 1 次，5 次为 1 疗程。

注意事项

（1）拔罐治疗本病期间忌食生、冷、辛辣食物，忌劳累负重，节制房事。

（2）养成定时大便习惯，多吃新鲜水果、蔬菜和粗纤维食品，保持排便畅通。

（3）常做提肛锻炼，增强肛门括约肌的功能。

病例

杨某，男，48 岁。患痔疮 20 余年，近因进食过度辛辣食物，致使旧疾复发。1 周以来大便时疼痛，出血甚多，自觉有物突出肛外，便后须缓缓托回。穴取大肠俞、气海俞、承山、委中，采取单纯拔罐法，留罐 10 分钟，每日 1 次，5 次为 1 疗程。经治疗 1 疗程后，大便时疼痛已减大半，出血停止，突出物能自行缩回。共治疗 3 疗程临床痊愈，随访 2 年未复发。

慢性前列腺炎

慢性前列腺炎是男性泌尿和生殖系统常见病之一，多发于20～50岁的人群。慢性前列腺炎有排尿延迟、尿后滴尿或滴出白色前列腺液、遗精、早泄、阳痿等症状。一般分为湿热内蕴和脾肾亏虚2型。

湿热内蕴

症状

小便次数增多，余沥不尽，或小便浑浊，排尿延迟，或见尿道有涩热感，口渴等，或伴有遗精、早泄、阳痿等症状。

治法

【选穴】肾俞、中极、阴陵泉、三阴交。

【定位】

肾俞：在腰部，第2腰椎棘突下，旁开1.5寸。

中极：在下腹部，前正中线上，脐中下4寸。

阴陵泉：在小腿内侧，胫骨内侧髁后下方凹陷处。

三阴交：在小腿内侧，足内踝尖上3寸，胫骨内侧缘后方。

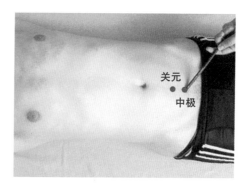

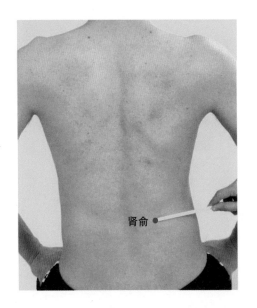

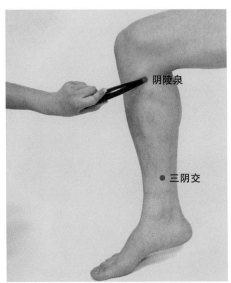

━━━━━━━━━ 操作方法 ━━━━━━━━━

普通拔罐法。上述各穴拔罐后留罐 10 分钟，每日 1 次，10 次为 1 疗程。

脾肾亏虚

小便次数增多，余沥不尽，或小便浑浊，小腹坠胀，尿意不畅，面色无华，神疲乏力，劳倦或进食油腻则发作或加重，或伴有遗精、早泄、阳痿等症状。

治法

【选穴】脾俞、肾俞、命门、关元、中极。

【定位】

脾俞： 在背部，第 11 胸椎棘突下，旁开 1.5 寸。

肾俞： 在腰部，第 2 腰椎棘突下，旁开 1.5 寸。

命门： 在腰部，第 2 腰椎棘突下凹陷中。

关元： 在下腹部，前正中线上，脐中下 3 寸。

中极： 在下腹部，前正中线上，脐下 4 寸。

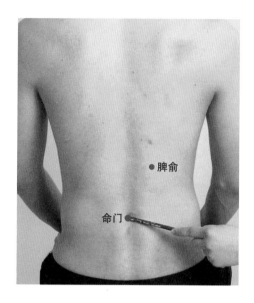

——— 操作方法 ———

先将艾条点燃温灸各穴 15 分钟，以皮肤有温热感及人体感觉舒适为宜，之后吸拔火罐，留罐 10 分钟，每日 1 次，10 次为 1 疗程。

注意事项

（1）拔罐、刮痧、针灸等中医外治法对前列腺炎有较好的疗效，可综合治疗。

（2）注意个人卫生，防止尿路感染，调整饮食结构，忌食辛辣食物，节制房事，适当锻炼，增强体质。

病例

吕某，男，45 岁。反复尿频、尿后余沥不尽 2 年余，伴有腰膝酸软、神疲乏力、遗精、阳痿症状，自行服用多种补肾壮阳药物未见明显好转。穴取肾俞、中极、关元、命门，采取灸罐法，先在上述各穴吸拔火罐，留罐 10 分钟，起罐后将艾条点燃温灸各穴 15 分钟，以皮肤有温热感及人体感觉舒适为宜，每日 1 次，10 次为 1 疗程。治疗 1 疗程后，自觉症状明显好转，继续以前法治疗 2 疗程，诸症悉愈。

阳　痿

阳痿是指成年男子阴茎不能勃起或勃起不坚，不能进行正常性生活的一种男性疾病。少数患者由器质性病变引起，如生殖器畸形、损伤及睾丸疾病；大多数患者由精神、心理、神经功能、不良嗜好、慢性疾病等因素致病，如手淫、房事过度、神经衰弱、生殖器官功能不全、糖尿病、长期饮酒、过量吸烟等。大体可分为虚证阳痿及实证阳痿 2 型。

虚　证

症状

阴茎勃起困难，时时滑精，精薄清冷，头晕耳鸣，心跳不自主加快，自觉吸气不够，面色苍白，精神不振，腰膝酸软，畏寒肢冷。

治法

【选穴】肾俞、气海、关元、阴陵泉。

【定位】

肾俞： 在腰部，第 2 腰椎棘突下，旁开 1.5 寸。

气海： 在下腹部，前正中线上，脐中下 1.5 寸。

关元： 在下腹部，前正中线上，脐中下 3 寸。

阴陵泉： 在小腿内侧，胫骨内侧髁后下方凹陷处。

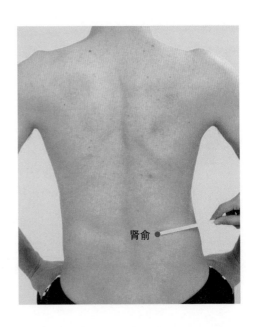

肾俞

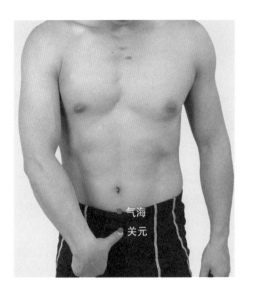

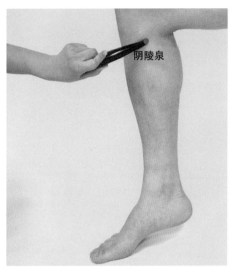

操作方法

先在上述各穴吸拔火罐，留罐 10 分钟，起罐后用艾条点燃温灸各穴 15 分钟，以皮肤有温热感为宜，每日 1 次，10 次为 1 疗程。

实　证

症状

阴茎虽勃起，但时间短暂，多有早泄，阴囊潮湿、有异味，下肢酸重，小便赤黄，情绪抑郁或烦躁。

治法

【选穴】曲池、中极、血海、三阴交。

【定位】

曲池： 在肘横纹的外侧端，屈时，尺泽与肱骨外上髁连线中点。

中极： 在下腹部，前正中线上，脐下 4 寸。

血海： 屈膝，在大腿内侧，髌底

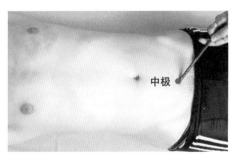

内侧端上 2 寸，股四头肌内侧头的隆
起处。

三阴交： 在小腿内侧，足内踝尖
上 3 寸，胫骨内侧缘后方。

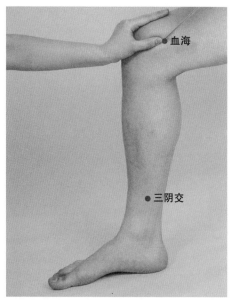

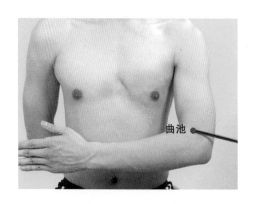

───────── **操作方法** ─────────

单纯拔罐法，留罐 10 分钟，每日 1 次，10 次为 1 疗程。

注意事项

本病多数属于功能性，阳痿患者
思想负担重，因此在治疗时要帮助患
者疏导压力，解除不良的心理因素，
树立治愈疾病的信心。

病例

李某，男，35 岁。阴茎不能勃起 2 年，时时滑精，伴头晕、多梦、
腰膝酸软，婚前有手淫史，曾服用补肾壮阳药效果不明显。穴取肾俞、关元、
气海、阴陵泉，采取灸罐法，先在上述各穴吸拔火罐，留罐 10 分钟，起
罐后用艾条点燃温灸各穴 15 分钟，以皮肤有温热感为宜，每日 1 次，10
次为 1 疗程。治疗 1 疗程后，阴茎可勃起，但持续时间短，欠坚硬，继
续治疗 5 疗程，并嘱患者平素时时艾灸足三里穴，性功能基本恢复。

月经不调

月经不调是指月经的周期、时间长短、颜色、经量、质地等发生异常改变的一种妇科常见疾病。临床表现为月经时间的提前或延后、量或多或少、颜色或鲜红或淡红、经质或清稀或赤稠，并伴有头晕、心跳快、心胸烦闷，容易发怒、夜晚睡眠不好、小腹胀满、腰酸腰痛、精神疲倦等症状。大多患者都由于体质虚弱、内分泌失调所致。大致分为肾虚、气滞血瘀、血热3型。

肾 虚

症状

月经周期先后无定，量少，色淡红或黯红，经质清稀。腰膝酸软，足跟痛，头晕耳鸣，或小腹自觉发冷，或夜尿较多。

治法

【选穴】肾俞、气海、关元、三阴交、照海。

【定位】

肾俞：在腰部，第2腰椎棘突下，旁开1.5寸。

气海：在下腹部，前正中线上，脐中下1.5寸。

关元：在下腹部，前正中线上，脐中下3寸。

三阴交：在小腿内侧，足内踝尖上3寸，胫骨内侧缘后方。

照海：在足内侧，内踝尖下方凹陷处。

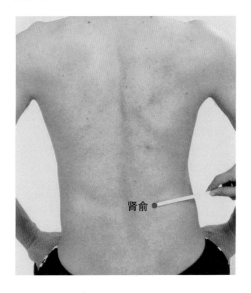
肾俞

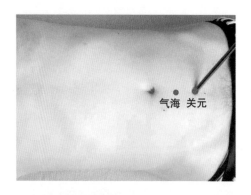

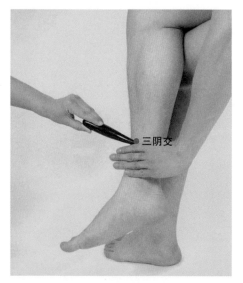

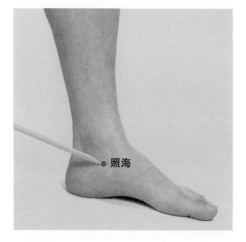

───── **操作方法** ─────

　　先用艾条点燃温灸各穴15分钟，以皮肤有温热感及感觉舒适为宜，之后吸拔火罐，留罐10分钟，每日1次，10次为1疗程。

气滞血瘀

症状

　　月经或提前或延后，经量或多或少，颜色紫红，有血块；或伴小腹疼痛，拒按；或有胁肋部、乳房、少腹等胀痛，胸部不舒服。

治法

　　【选穴】归来、血海、蠡沟、三阴交、太冲。

　　【定位】

　　归来：在下腹部，脐中下4寸，距前正中线2寸。

　　血海：屈膝，在大腿内侧，髌底内侧端上2寸，股四头肌内侧头的隆起处。

　　蠡沟：在小腿内侧，足内踝尖上

5寸，胫骨内侧面的中央。

三阴交：在小腿内侧，足内踝尖上3寸，胫骨内侧缘后方。

太冲：在足背侧，第1跖骨间隙的后方凹陷处。

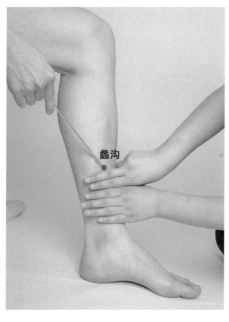

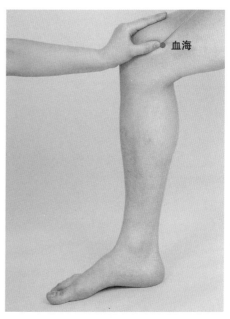

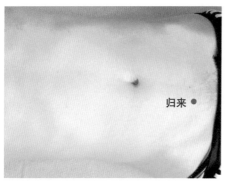

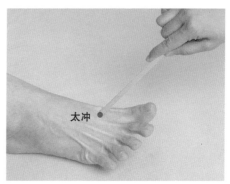

───────────── 操作方法 ─────────────

太冲穴用梅花针点刺出血，以皮肤发红或微微出血为度。余穴拔罐后留罐10分钟，再艾灸归来穴约15分钟，以局部红晕为度。每日1次，10次为1疗程。

血　热

 症状

月经提前，量多，颜色深红或紫红，质稠黏，有血块；伴心胸烦闷、容易发怒，面色发红，口干，小便短黄，大便秘结。

 治法

【选穴】血海、地机、三阴交、行间。

【定位】

血海：屈膝，在大腿内侧，髌底内侧端上2寸，股四头肌内侧头的隆起处。

地机：在小腿内侧，内踝尖与阴陵泉的连线上，阴陵泉下3寸。

三阴交：在小腿内侧，足内踝尖上3寸，胫骨内侧缘后方。

行间：在足背侧，第1、第2趾间，趾蹼缘的后方赤白肉际处。

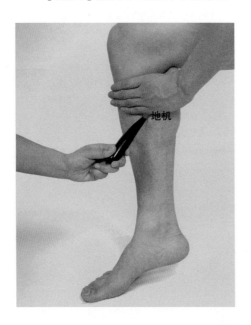

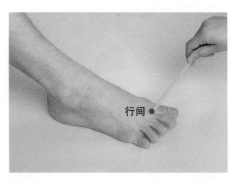

— 操作方法 —

行间穴用梅花针轻叩刺，以皮肤发红或微微出血为度，余穴拔罐后留罐10分钟，每日1次，10次为1疗程。

注意事项

（1）治疗期间患者要注意饮食的调节，保暖防寒，劳逸结合，心情愉悦。

（2）适当锻炼身体，增强体质，注意经期卫生，经期忌过性生活。

病例

　　甘某，女，25岁。月经先后不定期5年，或提前1周，或错后十余日，月经量不多，经质清稀，伴有腰膝酸软，胃纳不佳，少腹胀痛。穴取肾俞、关元、气海、照海、三阴交，采取灸罐法，上述各穴用艾条行温和灸15分钟，以皮肤感觉温热、舒适感为度，之后各穴拔罐后留罐10分钟，每日1次，10次为1疗程。治疗2疗程后上述症状有所改善，继续以上法巩固治疗1疗程，诸症悉愈，随访半年未见复发。

荨麻疹

荨麻疹又称"风疹块"，是一种常见的过敏性皮肤病。临床表现为：皮肤出现红色或白色风团块，大小不一，小如芝麻，大如蚕豆，扁平凸起，时隐时现，奇痒难忍，如虫行皮中，灼热，抓搔后增大增多，融合成不规则形状。此病常可持续数小时或数十小时，消退后不留痕迹。急性发作者数小时至数天可愈，慢性患者可反复发作数月甚至数年。现代医学认为，吃鱼、虾、海鲜等食物；或接触化学物质、粉尘；或蚊虫叮咬、日光暴晒、寒风刺激；或精神紧张等诸多因素，皆可引发此病。一般分为风热、血虚2型。

风 热

症状

发病急，风团色红，灼热剧痒，兼见发热、恶寒、咽喉肿痛、心烦口渴、胸闷腹痛、恶心欲吐。

治法

【选穴】大椎、风门、肺俞、膈俞、曲池、神阙、血海。

【定位】

大椎：在后正中线上，第7颈椎棘突下凹陷中。

风门：在背部，第2胸椎棘突下，旁开1.5寸。

肺俞：在背部，第3胸椎棘突下，旁开1.5寸。

膈俞：在背部，第7胸椎棘突下，旁开1.5寸。

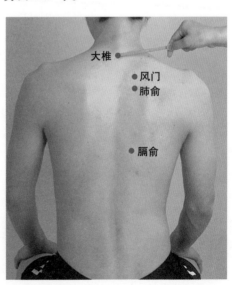

曲池：在肘横纹的外侧端，屈肘时，尺泽与肱骨外上髁连线中点。

神阙：在腹中部，脐中央。

血海：屈膝，在大腿内侧，髌底内侧端上 2 寸，股四头肌内侧头的隆起处。

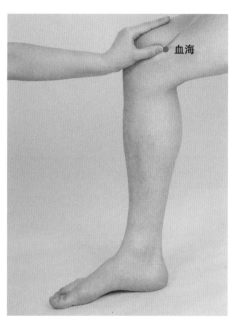

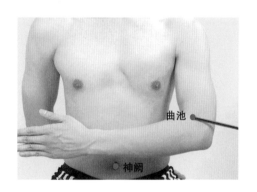

—————————— 操作方法 ——————————

神阙穴用闪罐法。大椎、曲池两穴用梅花针轻叩刺，以皮肤微微出血为度，之后拔罐，以有较多血点冒出皮肤为度。余穴用单纯拔罐法，留罐 10 分钟，每日 1 次，3 次为 1 疗程。

血　虚

皮疹反复发作，迁延日久，午后或夜间加剧，神疲乏力，不思饮食，睡眠差，口干不思饮，手足心热。

治法

【选穴】风门、脾俞、胃俞、神阙、血海、足三里。

【定位】

风门：在背部，第 2 胸椎棘突下，旁开 1.5 寸。

脾俞：在背部，第 11 胸椎棘突下，旁开 1.5 寸。

胃俞：在背部，第 12 胸椎棘突下，

旁开 1.5 寸。

神阙：在腹中部，脐中央。

血海：屈膝，在大腿内侧，髌底内侧端上 2 寸，股四头肌内侧头的隆

起处。

足三里：在小腿前外侧，犊鼻下 3 寸，距胫骨前缘 1 横指（中指）。

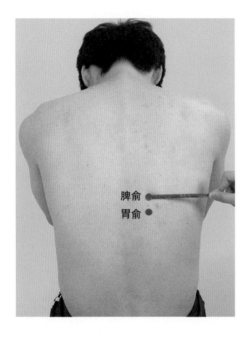

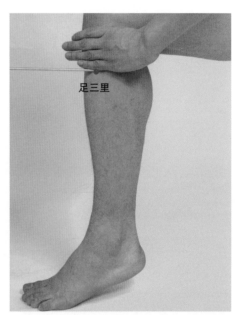

———————— 操作方法 ————————

神阙用闪罐法。余穴用艾条行温和灸，以皮肤感觉温热、舒适为度，后留罐 10 分钟，每日 1 次，3 次为 1 疗程。

注意事项

（1）本病是一种常见的过敏性皮肤病，应避免接触过敏原，并积极查治可能引起本病的原发病。

（2）在治疗期间忌食辛辣刺激、海鲜、牛羊等食物，多吃新鲜蔬菜和瓜果，保持排便畅通。

（3）如急性发作，并伴有呼吸困难（合并过敏性哮喘）、腹痛、腹泻等症状时，应及时采取中西医药物综合疗法治疗，以免发生窒息、危及生命。

病例

吴某，男，34岁。皮肤奇痒1年余，伴有神疲倦怠，夜眠欠安。胸腹部及四肢均见豆瓣大的红色丘疹，舌淡红，苔薄白，脉沉缓无力，诊断为慢性荨麻疹。穴取足三里、脾俞、胃俞、血海、风门，采取灸罐法，用艾条对上述各穴行温和灸，以皮肤感觉温热、舒适为度，后留罐10分钟，每日1次，3次为1疗程。治疗1疗程后，症状明显好转，继续治疗2疗程，诸症悉愈，随访1年未见复发。

湿 疹

　　湿疹是一种常见的炎症性皮肤病，好发于四肢屈侧、手、面、肛门、阴囊等处。本病常因接触过敏原而引发，如化学粉尘、丝毛织物、油漆、药物等。此外，强烈日晒、风寒、潮湿等也会引发。湿疹在临床上有急性和慢性之分。急性期可出现皮肤潮红、皮疹、水疱、脓疱，有渗出、结痂和瘙痒；慢性期可出现鳞屑、苔藓等皮损，皮疹有渗出和融合倾向。无论是急性湿疹还是慢性湿疹，常呈对称分布，且会反复发作和相互转化，一年四季皆可发病。一般分为脾虚、血虚、湿热 3 型。

脾 虚

症状

　　皮肤黯淡不红，湿疹如水疱，隐在皮肤内，只有搔抓后才见渗水，后期干燥脱屑；多见面色差，饮食不香，胃口差，大便次数多且质地清稀，小便不黄，或有腹胀等症状。

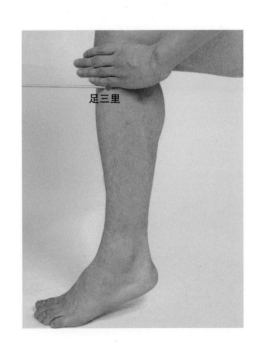

足三里

治法

　　【选穴】足三里、脾俞、胃俞、三阴交。

　　【定位】

　　足三里：在小腿前外侧，犊鼻下3寸，距胫骨前缘1横指（中指）。

脾俞：在背部，第11胸椎棘突下，旁开1.5寸。

胃俞：在背部，第12胸椎棘突下，旁开1.5寸。

三阴交：在小腿内侧，足内踝尖上3寸，胫骨内侧缘后方。

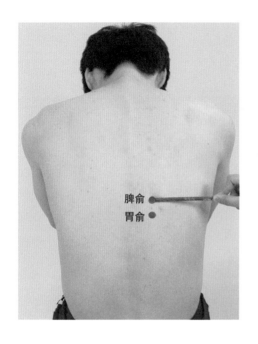

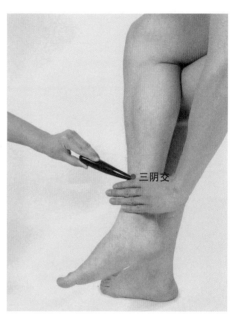

———— **操作方法** ————

先将艾条点燃温灸各穴15分钟，以皮肤有温热感及人体感觉舒适为宜，之后吸拔火罐，留罐10分钟，每日1次，10次为1疗程。

血　虚

 症状

症见身起红丘疹为主，搔破出血，渗水不多，剧烈搔痒可见搔痕累累，尤以夜间为主。

治法

【选穴】大椎、风门、肺俞、膈俞、血海。

【定位】

大椎：在后正中线上，第7颈椎

棘突下凹陷中。

风门：在背部，第2胸椎棘突下，旁开1.5寸。

肺俞：在背部，第3胸椎棘突下，旁开1.5寸。

膈俞：在背部，第7胸椎棘突下，旁开1.5寸。

血海：屈膝，在大腿内侧，髌底内侧端上2寸，股四头肌内侧头的隆起处。

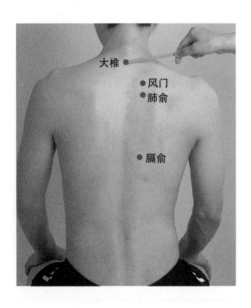
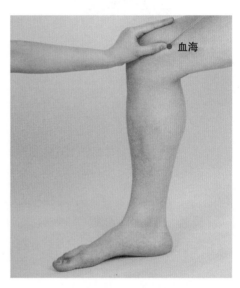

—————— 操作方法 ——————

单纯拔罐法，拔罐后留罐10分钟，每日1次，10次为1疗程。

湿　热

 症状

发病迅速，皮肤灼热红肿，或见大片红斑，丘疹，水疱，渗水多，甚至黄水淋漓，质黏而有腥味，结痂后如松脂，可因搔痒太甚而皮肤剥脱一层，大便偏干，小便黄。

治法

【选穴】大椎、脾俞、曲池、血海、三阴交。

【定位】

大椎：在后正中线上，第7颈椎棘突下凹陷中。

脾俞： 在背部，第 11 胸椎棘突下，旁开 1.5 寸。

曲池： 在肘横纹的外侧端，屈肘时，尺泽与肱骨外上髁连线中点。

血海： 屈膝，在大腿内侧，髌底内侧端上 2 寸，股四头肌内侧头的隆起处。

三阴交： 在小腿内侧，足内踝尖上 3 寸，胫骨内侧缘后方。

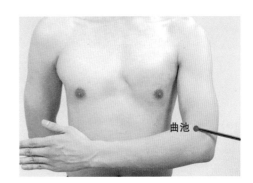

曲池

操作方法

大椎、曲池两穴用梅花针轻叩刺，以皮肤微微出血为度，之后拔罐，以有较多血点冒出皮肤为度。余穴用单纯拔罐法，留罐 10 分钟，每日 1 次，3 次为 1 疗程。

注意事项

（1）治疗期间忌食鱼、虾、海鲜及辛辣刺激性的食物，戒烟酒。

（2）皮损部位不可暴晒，也不宜用热水烫洗和肥皂擦洗，尽量避免搔抓；若因搔破感染者，应配合药物外治。

（3）远离过敏原，如化学粉尘、油漆及有毒化学制剂等。

病例

胡某，男，28 岁。患湿疹不愈 1 年余，小腹部湿疹病灶约 5 厘米×8 厘米，胸上部两侧湿疹病灶各约 4 厘米×6 厘米，呈淡红色斑丘疹，见干燥脱屑、瘙痒、搔破可见流水，伴有不思饮食，睡眠差，大便溏薄。穴取足三里、脾俞、胃俞、血海、风门，采取灸罐法，用艾条对上述各穴进行温和灸，以皮肤感觉温热、舒适为度，后留罐 10 分钟，每日 1 次，3 次为 1 疗程。治疗 1 疗程后瘙痒大减，余症状稍有改善，再连续治疗 3 疗程后痊愈，随访 1 年未见复发。

慢性鼻炎

慢性鼻炎是指鼻腔黏膜及黏膜下层的慢性炎症。慢性鼻炎主要是因急性鼻炎反复发作或失治而造成。此外，慢性扁桃体炎、鼻中隔弯曲、鼻窦炎及邻近组织病灶的反复感染，有害气体、粉尘、花粉等长期刺激，皆可引发本病。主要症状有：突发型鼻痒、连续喷嚏、鼻塞流涕、分泌物增多、嗅觉减退、咽喉干燥、伴有头痛、头晕等。一般分为风邪犯肺和胆经热盛2型。

风邪犯肺

症状

多见于发病初期或长期鼻炎因外感而急性发作，鼻塞，涕多白黏清稀或微黄，伴头痛、咳嗽、咳痰、喷嚏不断、鼻痒。

治法

【选穴】印堂、风池、风门、曲池、合谷。

【定位】

印堂： 两眉头连线的中点处。

风池： 在项部，枕骨之下，胸锁乳突肌与斜方肌上端之间的凹陷处。

风门： 在背部，第2胸椎棘突下，旁开1.5寸。

曲池： 在肘横纹的外侧端，屈肘时，尺泽与肱骨外上髁连线中点。

合谷： 在手背，第1、第2掌骨间，第2掌骨桡侧的中点处。

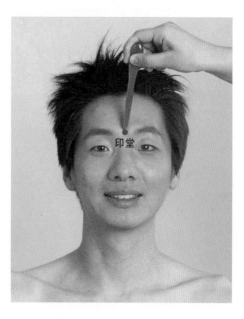
印堂

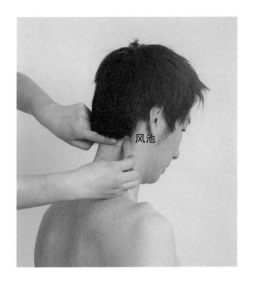

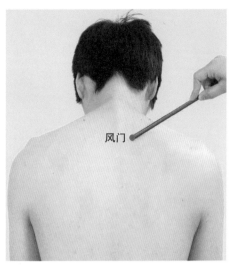

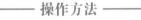

操作方法

用艾条对上述各穴行温和灸 15
分钟，以皮肤感觉温热、舒适为度，
之后每穴（除印堂外）闪罐 20 ～ 30
次，每日 1 次，5 次为 1 疗程。

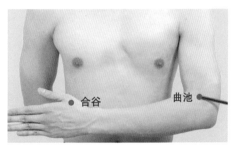

胆经热盛

症状

鼻塞头痛，鼻涕色黄，黏稠如脓
样，量多，有臭味，伴身热，口渴，
大便干燥。

治法

【选穴】上星、迎香、风池、胆
俞、曲池、侠溪。

【定位】

上星：在头部，前发际正中直上
1 寸。

迎香：在鼻翼外缘中点旁，鼻唇
沟中。

风池：在项部，枕骨之下，与风
府相平，胸锁乳突肌与斜方肌上端之
间的凹陷处。

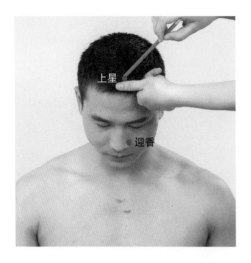

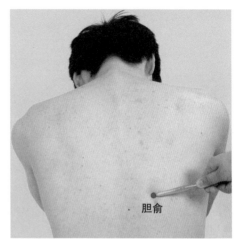

曲池：在肘横纹的外侧端，屈肘时，尺泽与肱骨外上髁连线中点。

胆俞：在背部，第10胸椎棘突下，旁开1.5寸。

侠溪：在足背外侧，第4、第5趾间，趾蹼缘后方赤白肉际处。

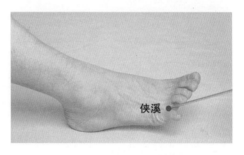

── 操作方法 ──

用梅花针对上述各穴进行轻叩刺，以皮肤发红或微微出血为度，之后在风池、胆俞、曲池穴上拔罐，留罐5分钟，每日1次，2次为1疗程。

注意事项

（1）日常生活起居要有规律，避免风寒、湿热的侵袭，有条件者可常做头面部的保健按摩。

（2）嗅觉异常或嗅觉过敏，多属神经或精神因素所致，原发病治愈后，嗅觉多可恢复。

（3）远离过敏原，积极查治可能引发鼻炎的其他疾病。

病例

　　朱某，男，19 岁。患者鼻涕多而清稀，在天气变化、感冒时症状明显加重，连连喷嚏，鼻痒，伴有头晕，全身疲倦乏力。穴取风池、曲池、风门、合谷、印堂，采取单纯闪罐法。每穴闪罐 20～30 次，每日 1 次，5 次为 1 疗程。治疗 1 疗程后，觉鼻涕减少，鼻腔明显通气，继用前法治疗 3 疗程后症状消失，半年后随访未见复发。

慢性咽炎

慢性咽炎是指咽部黏膜、淋巴组织及黏液腺的弥漫性炎症。本病常反复发作，经久不愈，主要是急性咽炎治疗不当，邪未完全清除，迁延而成；此外，上呼吸道感染、用嗓过度（唱歌、说话）、长期吸烟、饮酒等也可导致慢性咽炎。临床症状有咽部发干、发痒、灼热、疼痛、有异物感、吞咽不适、声音嘶哑或失音等，重症者伴有咳嗽、咳痰，晨起较甚。一般分为肺胃有热和肺肾亏虚2型。

肺胃有热

咽喉红肿疼痛，咽干咽痒，声音嘶哑，可伴有发热头痛，烦渴，口臭，咳痰黄稠，腹胀便秘，小便黄赤。

【选穴】少商、内庭、天突、曲池、丰隆。

【定位】

少商：在拇指末节桡侧，距指甲角0.1寸。

内庭：在足背，第2、第3趾间，趾蹼缘后方赤白肉际处。

天突：在颈部，前正中线上，胸

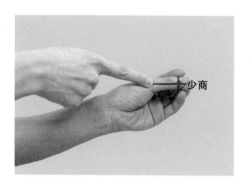

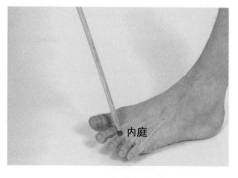

骨上窝中央。

曲池： 在肘横纹的外侧端，屈肘时，尺泽与肱骨外上髁连线中点。

丰隆： 在小腿前外侧，外踝尖上8寸，距胫骨前缘2横指（中指）。

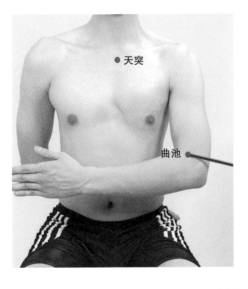

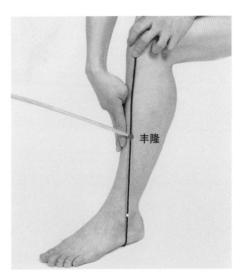

———— 操作方法 ————

用梅花针对上述各穴进行轻叩刺，以皮肤发红或微微出血为度，之后在天突、曲池、丰隆各穴上拔罐，留罐5分钟，每日1次，10次为1疗程。

肺肾亏虚

 症状

咽喉稍见红肿，咽干咽痒，色黯红，疼痛较轻，伴口干舌燥，手足心发热，入夜症状加重，或有烦躁失眠，耳鸣。

治法

【选穴】天突、鱼际、太溪、照海。

【定位】

天突： 在颈部，前正中线上，胸骨上窝中央。

太溪： 在足内侧内踝后方，内踝尖与跟腱之间的凹陷处。

照海： 在足内侧，内踝尖下方凹陷处。

鱼际：第1掌骨中点，赤白肉际处。

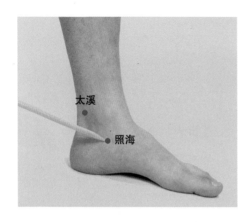

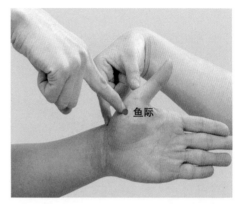

───── 操作方法 ─────

上述各穴闪罐，每穴闪罐 20 ～ 30 次，每日 1 次，5 次为 1 疗程。

注意事项

（1）拔罐治疗本病疗程较长，要有耐心配合治疗；治疗期间少用嗓，少发声，不要大声高叫，注意保暖，避免感冒。

（2）适当调节饮食，忌辛辣刺激性食物，戒除烟酒。

病例

陈某，女，32 岁。咽喉干燥不适 4 年，近 2 个月以来咽喉肿痛加剧，咽部有异物感，声音嘶哑，伴有口干口苦，大便秘结，小便短赤。检查：咽部充血，滤泡增生，扁桃体无肿大，诊断为慢性咽炎。穴取内庭、天突、丰隆、少商、曲池，采取刺络拔罐法。用梅花针对上述各穴进行轻叩刺，以皮肤发红或微微出血为度，之后在天突、曲池、丰隆穴上拔罐，留罐 5 分钟，每日 1 次，10 次为 1 疗程。治疗 1 疗程后诸症消除，仅存不适感，继用上法 1 疗程，咽部不适消除，复查咽部未见异常体征，随访 1 年未见复发。

鼻出血

鼻出血可由外伤引起，也可由鼻病引起，如鼻中隔弯曲、鼻窦炎、肿瘤等，有些全身疾病也是诱因，如高热、高血压等；妇女内分泌失调，在经期易鼻出血，称为"倒经"；天气干燥、气温高也可引起鼻出血。临床症状鼻出血多见一侧发生，少的仅在鼻涕中带有血丝，多的则从一侧鼻孔流出鲜血，甚至从口中和另一侧鼻孔同时流出鲜血。鼻出血易引起患者紧张，但越紧张，出血越严重。一般分为肺热和胃热2型。

肺　热

症状

鼻出血呈点滴渗出，血色鲜红，伴有鼻塞、口鼻干燥、咳嗽，或有发热。

治法

【选穴】大椎、尺泽、合谷、孔最、少商。

【定位】

大椎：在后正中线上，第7颈椎棘突下凹陷中。

尺泽：在肘横纹中，肱二头肌腱桡侧缘。

合谷：在手背，第1、第2掌骨间，当第2掌骨桡侧的中点处。

孔最：在太渊与尺泽连线上，腕横纹上7寸。

少商：在拇指末节桡侧，距指甲角0.1寸。

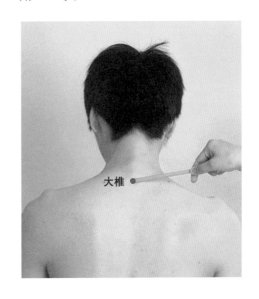

大椎

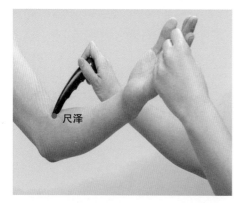

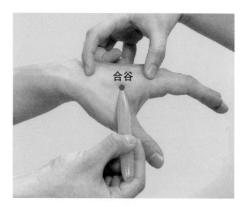

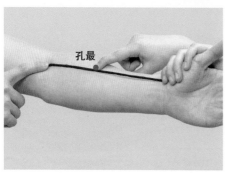

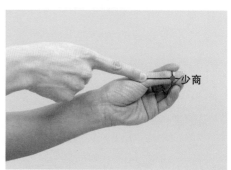

—— 操作方法 ——

尺泽、少商两穴用三棱针点刺出血，出血量以 2 ～ 3 毫升为宜。余穴用闪罐法，每穴闪罐 20 ～ 30 次，每日 1 次，2 次为 1 疗程。

胃　热

 症状

鼻中出血量多，血色深红，身热烦躁，口渴口臭，牙齿出血，大便秘结。

治法

【选穴】曲池、支沟、合谷、内庭、厉兑。

【定位】

曲池： 在肘横纹的外侧端，屈肘时，尺泽与肱骨外上髁连线中点。

支沟： 在前臂背侧，腕背横纹上 3 寸，尺骨与桡骨之间。

合谷：在手背，第1、第2掌骨间，第2掌骨桡侧的中点处。

内庭：在足背，第2、第3趾间，趾蹼缘后方赤白肉际处。

厉兑：在足部，足第2趾末节外侧，距指甲角0.1寸。

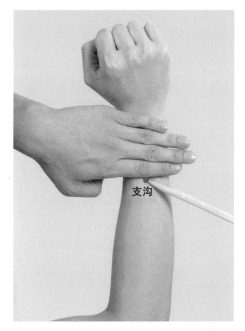

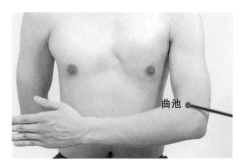

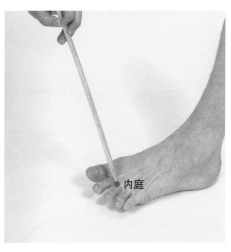

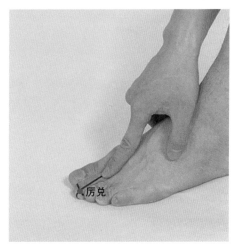

———————— 操作方法 ————————

内庭、厉兑两穴用三棱针点刺出血即可。曲池穴用梅花针轻叩刺，以皮肤微微出血为度，之后给予闪罐，每穴闪罐20～30次，每日1次，2次为1疗程。

注意事项

（1）拔罐治疗鼻出血有一定的疗效；当鼻出血时，不要紧张，保持镇静，仰卧或仰坐，用冷敷法冷敷鼻梁和前额，有助于止血。

（2）积极查治可能会引发鼻出血的其他疾病。

病例

张某，男，24岁。平素嗜食辛辣刺激食物，鼻腔流血不止，出血量多，血色深红，经自行压迫止血无效，伴有大便秘结，口渴口苦。穴取曲池、支沟、合谷、厉兑、内庭。先按揉厉兑、内庭2穴，后用三棱针快速点刺，各穴均挤出5～10滴的血液，用棉球按压止血。支沟用闪罐法，闪罐20～30次，直到局部皮肤红晕为止。曲池采用单纯拔罐法，留罐10分钟。每日1次，3次为1疗程。经治疗当天出血停止，治疗1疗程，观察3个月，未见复发。